临床肠内营养
操作指引

主编·朱冬梅　黄迎春

东南大学出版社
·南京·

图书在版编目（CIP）数据

临床肠内营养操作指引 / 朱冬梅，黄迎春主编 . —
南京：东南大学出版社，2023.7
ISBN 978-7-5766-0782-6

Ⅰ . ①临… Ⅱ . ①朱… ②黄… Ⅲ . ①临床营养 – 指
南 Ⅳ . ① R459.3–65

中国国家版本馆 CIP 数据核字（2023）第 113178 号

责任编辑：张 慧 责任校对：子雪莲 封面设计：王 玥 责任印制：周荣虎

临床肠内营养操作指引
Linchuang Changnei Yingyang Caozuo Zhiyin

主 编：朱冬梅 黄迎春
出版发行：东南大学出版社
社 址：南京市四牌楼 2 号 邮编：210096 电话：025-83793330
出 版 人：白云飞
网 址：http：//www.seupress.com
电子邮件：press@seupress.com
经 销：全国各地新华书店
印 刷：南京迅驰彩色印刷有限公司
开 本：700 mm × 1000 mm 1/16
印 张：10.25
字 数：164 千
版 次：2023 年 7 月第 1 版
印 次：2023 年 7 月第 1 次印刷
书 号：ISBN 978-7-5766-0782-6
定 价：89.00 元

本社图书若有印装质量问题，请直接与营销部联系。电话（传真）：025-83791830

《临床肠内营养操作指引》编委会

主　编　朱冬梅　黄迎春
副主编　张君芳　陈　丽

编　者（以姓氏笔画排序）

马春联　上海市第十人民医院
马艳艳　连云港市第二人民医院
王宇娇　吉林大学第一医院
王金金　东部战区总医院
王桂玲　东部战区总医院
王　珂　东部战区总医院
伍友春　深圳市第三人民医院
孙　萍　联勤保障部队第九〇二医院
严柳青　湖南省人民医院（湖南师范大学附属第一医院）
李巧云　广东省佛山市第一人民医院
吴丽红　江苏省中医院
沈如婷　东部战区总医院
张红辉　湖南省人民医院
张丽英　无锡市江阴人民医院
张君芳　东南大学附属中大医院溧水分院
张献娜　华中科技大学同济医学院附属协和医院
张慕星　苏州大学附属第一医院
陈　丽　江苏省人民医院
范铁兰　联勤保障部队第九〇二医院
季　娟　苏州大学附属第一医院
周莉萍　南京医科大学附属无锡人民医院
顾璐璐　东部战区总医院
钱小丽　东部战区总医院
倪　娟　东部战区总医院
曹舒雨　东部战区总医院
曾敏婕　湖南省人民医院（湖南师范大学附属第一医院）

前言

Preface

　　"合理营养，患者得益"。对患者来讲，营养是所有疾病（包括生理、心理、精神等）康复的关键，是一线治疗。大量临床研究结果显示，合理的营养治疗不仅可以降低患者并发症的发生率、缩短住院时间、提高生活质量，甚至可以延长患者的生存周期。尊敬的黎介寿院士说过："只要患者肠道完整或具有部分功能，首选肠内营养。"标准化的临床肠内营养操作是实现精准营养治疗的先决条件，对促进临床肠内营养规范实施和营养学科发展有着重要的现实意义。

　　《临床肠内营养操作指引》从构思到出版历经 2 年时间，在广泛征集专家意见和临床经验基础上，最终形成本书。全书共五章，第一章为临床营养风险筛查评估，第二章为肠内营养置管相关操作，第三章为肠内营养液配制，第四章为肠内营养液输注相关操作，第五章为肠内营养并发症处理。本书系统介绍了临床肠内营养治疗相关的常见操作、技术难点及注意事项，以详细的实施步骤和图文并茂的方式呈现，严谨科学，实用性强，便于临床营养专业人员借鉴参考。

　　本书编者多是大型综合医院临床一线的工作者，具有丰富的临床实践和教学经验，由衷感谢所有参编专家的辛勤劳动、智慧分享和无私奉献！

　　书中内容难免有疏漏偏颇之处，恳请广大读者批评指正。

2023 年 5 月

编者

目录
Contents

第一章 营养筛查与营养评定

第一节 营养风险筛查 2002（NRS2002）

一、操作目的

营养风险筛查 2002（nutritional risk screening 2002，NRS2002）是欧洲肠外肠内营养学会推荐使用的住院患者营养筛查方法，用于发现存在营养风险的患者，并对其进行适当的营养干预，从而改变住院患者身心疾病的变化，减少疾病并发症，加速疾病恢复，缩短入院时间等。

适用对象：年龄 18～90 岁，住院时间 ≥ 24 h，入院次日 8：00 前未行急诊手术，神志清醒的患者。

二、用物准备

1. 物品准备：标准身高体重计、NRS2002 评分表、快速手消毒液。

2. 环境准备：环境宽敞明亮，温湿度适宜，停止人员走动和清扫，适宜操作。

3. 人员准备：操作者了解患者姓名、性别、年龄、主要诊断；护士洗手，佩戴口罩。

三、操作流程

1. 洗手，戴口罩，准备用物。

2. 营养状况受损评分：

（1）人体测量：

身高 _____ m，体重 _____ kg（免鞋，着病号服，校正至小数点后一位）。

BMI= _____ kg/m^2。

□ BMI ＜ 18.5 kg/m^2 且一般状况差，3 分；□ BMI ≥ 18.5 kg/m^2，0 分

小计：_____ 分

（2）体重状况：

近 3 个月内是否下降？ □ 是，□ 否

若是，体重下降 ___ kg，下降百分比为 ___ %。

体重下降 ＞ 5% 是在：□ 3 个月内，1 分；□ 2 个月内，2 分；

□ 1 个月内，3 分

体重下降 > 15% 是在：□ 3 个月内，3 分

小计：_____ 分

注：体重变化百分比 =（原体重 − 现体重）/ 原体重 ×100%

（3）进食状况：

一周内进食量是否减少？　□ 是，□ 否

若是，较从前减少：□ 25% ~ 50%，1 分；□ 51% ~ 75%，2 分；
　　　　　　　　　□ 76% ~ 100%，3 分

小计：_____ 分

（4）营养状况受损评分 _____ 分

注：取（1）~（3）项评分中的最高值

3. 疾病严重程度评分：

□ 正常营养需要量，0 分

□ 需要量轻度增加：髋关节骨折、慢性疾病急性并发症、肝硬化、COPD、
　　血液透析、糖尿病、一般肿瘤，1 分

□ 需要量中度增加：腹部大手术、卒中、重度肺炎、血液恶性肿瘤，2 分

□ 需要量明显增加：颅脑损伤、骨髓移植、APACHE > 10 分的 ICU 患者，3 分

注：不在规定之列的疾病，其严重程度评分说明：

1 分：慢性疾病患者，虚弱但不需卧床，蛋白质需要量增加，但可通过口服补充剂来弥补。

2 分：患者需要卧床，如腹部大手术后，蛋白质需要量增加，但大多数人仍可通过肠外或肠内营养支持得到恢复。

3 分：患者在监护室靠机械通气支持，蛋白质需要量增加而且不能被肠外或肠内营养支持所弥补，但是进行营养支持治疗可使蛋白质分解和氮丢失明显减少

4. 年龄评分：

□ 年龄 ≥ 70 岁，1 分；　□ 年龄 < 70 岁，0 分

5. 营养风险筛查总评分：

总分 = _____ 分。

□ < 3 分，每周复查营养风险筛查

□ ≥ 3 分，患者存在营养风险，需结合患者临床情况制订营养治疗计划

注：总分 = 营养状况受损评分 + 疾病严重程度评分 + 年龄评分

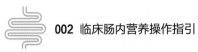

四、注意事项

1. 正确评估患者情况。

2. NRS2002 本身属于筛查工具，只能判断患者是否存在营养风险，不能判定是否存在营养不良以及营养不良的程度。

3. NRS2002 的使用困难之处在于：如果患者卧床无法测量体重，或者患有水肿、腹水等影响体重的测量，该工具的使用将受到限制。

4. NRS2002 工作表中规定的疾病种类非常有限，遇到工作表中未出现的疾病时，需要根据患者的情况进行评估，存在使误差增加的可能性。

附表：

表 1-1　NRS2002 评分表

评分项目	0 分	1 分	2 分	3 分
营养状态受损评分	正常营养状态：BMI $\geqslant$ 18.5 kg/m^2，近 1~3 个月体重无明显变化，近一周摄食量无变化	3 个月内体重下降 > 5% 或近一周食物摄入量比正常需要量低 25%~50%	一般情况差或 2 个月内体重下降 > 5% 或者近一周食物摄入量比正常需要量低 51%~75%	BMI < 18.5 kg/m^2 且一般情况差，或 1 个月内体重下降 > 5%（或 3 个月内体重下降 15%），或近一周食物摄入量比正常需要量低 76%~100%
疾病严重程度评分	正常营养需要量	需要量轻度提高：髋关节骨折、慢性疾病急性并发症、肝硬化、COPD、血液透析、糖尿病、一般肿瘤	需要量中度增加：腹部大手术、卒中、重度肺炎、血液恶性肿瘤	需要量明显增加：颅脑损伤、骨髓移植、APACHE > 10 分的 ICU 患者
年龄评分	18~69 岁	$\geqslant$ 70 岁		

注：总分 = 营养状态受损评分 + 疾病严重程度评分 + 年龄评分。

< 3 分，每周复查营养风险筛查；

$\geqslant$ 3 分，患者存在营养风险，需结合患者临床情况制订营养治疗计划。

第二节　营养不良通用筛查工具（MUST）

一、操作目的

营养不良通用筛查工具（malnutrition universal screening tool, MUST）由英国肠外肠内营养协会多学科营养不良咨询组开发，适用于不同医疗机构的营养风险筛查工具，适合不同专业人员使用，主要应用于诊断成人营养不良及筛查其营养不良发生的风险。

二、用物准备

1. 物品准备：标准身高体重计、MUST 评分表、快速手消毒液。

2. 环境准备：环境宽敞明亮，温湿度适宜，停止人员走动和清扫，适宜操作。

3. 人员准备：操作者了解患者姓名、性别、年龄、主要诊断；护士洗手，佩戴口罩。

三、操作流程

1. 洗手，戴口罩，准备用物。

2. BMI 评分：

测量身高 _____ m，体重 _____ kg（免鞋，着病号服，校正至小数点后一位）。

BMI= _____ kg/m²。

□ BMI ＞ 20 kg/m²，0 分；

□ BMI 为 18.5 ~ 20 kg/m²，1 分；

□ BMI ＜ 18.5 kg/m²，2 分

3. 体重下降程度：

□ 过去 3 ~ 6 个月体重下降 ＜ 5%，0 分

□ 过去 3 ~ 6 个月体重下降 5% ~ 10%，1 分

□ 过去 3 ~ 6 个月体重下降 ＞ 10%，2 分

注：体重变化百分比 =（原体重 − 现体重）/ 原体重 ×100%

4. 疾病状况：

疾病原因导致近期禁食时间 ≥ 5 d，2 分

5. MUST 评分：

总分 = _____ 分。

□ 0 分为低营养风险状态，需定期重复筛查

□ 1 分为中等营养风险状态

□ 2 分为高营养风险状态

□ ＞ 2 分表明营养风险较高，需由专业营养医生制订营养治疗方案

四、注意事项

1. MUST 主要应用于蛋白质热量营养不良及其发生风险的筛查，在预测老年住院患者的临床结局方面有很好的效果。

2. 老年患者的营养筛查与评估往往比较困难，一个重要原因是获取体重及身高有时并非易事。

五、附表

表 1-2 MUST 评分标准

评分项目		分值
BMI	＞ 20 kg/m²	0 分
	18.5 ~ 20 kg/m²	1 分
	＜ 18.5 kg/m²	2 分
体重下降程度	过去 3 ~ 6 个月体重下降 ＜ 5%	0 分
	过去 3 ~ 6 个月体重下降 5% ~ 10%	1 分
	过去 3 ~ 6 个月体重下降 ＞ 10%	2 分
疾病原因导致近期禁食时间	≥ 5 d	2 分

注：将以上分数加起来，0 分为低营养风险状态，需定期重复筛查；

　　1 分为中等营养风险状态；

　　2 分为高营养风险状态；

　　如果 ＞ 2 分，表明营养风险较高，需由专业营养医生制订营养治疗方案。

第三节　营养风险指数（NRI）

一、操作目的

营养风险指数（nutritional risk index，NRI）是一个可以反映或预测临床结局的公式，用于腹部大手术和胸外科手术前患者全肠外营养的外科手术患者的营养风险。

目前常用的 NRI 计算公式于 1991 年由美国退伍军人协会肠外营养研究协作组提出，即 NRI=1.519×血清白蛋白浓度（g/L）+41.7×（目前体重 / 日常体重）。

二、用物准备

1. 物品准备：标准身高体重计、NRI 评分表、快速手消毒液。

2. 环境准备：环境宽敞明亮，温湿度适宜，停止人员走动和清扫，适宜操作。

3. 人员准备：操作者了解患者姓名、性别、年龄、诊断；护士洗手，佩戴口罩。

三、操作流程

1. 洗手，戴口罩，准备用物。

2. 遵医嘱抽取血标本或查阅实验室检查资料，得到患者血清白蛋白浓度值：血清白蛋白浓度值 _____ g/L。

3. 测量体重：

目前体重 _____ kg（免鞋，着病号服，校正至小数点后一位）；

日常体重 _____ kg（患者 2～6 个月前体重的最高值）。

4. 计算 NRI 评分：

NRI= _____ 。

□ ＞ 100 分表示营养正常

□ 97.6～100 分表示临界营养不良

□ 83.5～97.5 分表示轻度营养不良

□ ＜ 83.5 分表示严重营养不良

注：NRI =1.519×血清白蛋白浓度（g/L）+41.7×（目前体重 / 日常体重）

四、注意事项

1. NRI与死亡率和住院时间延长相关，但与感染率无关。

2. NRI存在一定的局限性：由于计算NRI需要体重数据，水肿等患者无法得出准确的测量结果；此外，应激状态引起血清白蛋白浓度变化，不能准确反映营养状况，也使NRI筛查方法的使用受到限制。

五、附表

表1-3　营养风险指数（nutritional risk index，NRI）

评分值	营养不良程度
＞100	营养正常
97.6～100	临界营养不良
83.5～97.5	轻度营养不良
＜83.5	严重营养不良

注：NRI=1.519×血清白蛋白浓度（g/L）+41.7×（目前体重/日常体重）。

血清白蛋白浓度可以由血液检查获得（g/L）。

日常体重指患者2～6个月前体重的最高值（kg）。

第四节　微型营养评定简表（MNA-SF）

一、操作目的

微型营养评定简表是 1994 年由瑞士学者吉戈（Y. Guigoz）提出的一种营养表量化评定工具。其内容包括人体测量、整体评价、膳食评价及主观评价 4 部分，共 18 条。它通过量化的方法综合评价患者的营养状态。根据不同评分，其结论包括：营养状态良好、存在发生营养不良风险以及已有营养不良。

二、用物准备

1. 物品准备：标准身高体重计、MNA-SF 评分表、快速手消毒液。

2. 环境准备：环境宽敞明亮，温湿度适宜，停止人员走动和清扫，适宜操作。

3. 人员准备：操作者了解患者姓名、性别、年龄、主要诊断；护士洗手，佩戴口罩。

三、操作流程

1. 洗手，戴口罩，准备用物。

2. 既往 3 个月内，食欲下降、咀嚼或吞咽等消化问题导致食物摄入减少情况：

☐ 严重的食欲减退，0 分　　　　　☐ 中等程度的食欲减退，1 分

☐ 食欲减退，2 分

3. 最近 3 个月内体重下降程度：

☐ 体重减轻超过 3 kg，0 分　　　　☐ 不知道，1 分

☐ 体重减轻 1～3 kg，2 分　　　　☐ 无体重下降，3 分

4. 活动情况：

☐ 卧床或长期坐着，0 分　　　　　☐ 能离床或椅子，但不能出门，1 分

☐ 能独立外出，2 分

5. 在过去 3 个月内心理创伤或患有急性疾病情况：

☐ 是，0 分　　　　　　　　　　　☐ 否，1 分

6. 是否有神经心理问题？

☐ 严重痴呆或抑郁，0 分　　　　　☐ 轻度痴呆，1 分

□ 无心理问题，2分

7.1 BMI 值：

□ ＜ 19 kg/m^2，0分　　　　　　□ 19 ~ 21 kg/m^2，1分

□ 21 ~ 23 kg/m^2，2分　　　　　□ ≥ 23 kg/m^2，3分

7.2 无法获取 BMI，测量患者小腿围（CC）：

□ CC ＜ 31 cm，0分　　　　　　□ CC ≥ 31 cm，3分

8. MNA 评分

MNA 评分（共 14 分）：总分 = _____ 分。

□ 分值≥ 12 分，无营养不良风险

□ 分值≤ 11 分，可能存在营养不良，需要进行进一步营养状况评价

9. 是否独立生活（不住在养老机构或医院）?

□ 否，0分　　　　　　　　　　□ 是，1分

10. 每日应用处方药是否超过三种?

□ 是，0分　　　　　　　　　　□ 否，1分

11. 是否有压力性疼痛或皮肤溃烂?

□ 是，0分　　　　　　　　　　□ 否，1分

12. 每日几餐?

□ 1 餐，0分　　　□ 2 餐，1分　　　□ 3 餐，2分

13. 蛋白质的摄入情况

每日至少吃 1 份奶制品（牛奶、奶酪、酸奶）

每周吃 2 ~ 3 份豆制品或鸡蛋

每日吃肉、鱼或家禽

□ 0 或 1 个"是"，0分　　　　　□ 2 个"是"，0.5分

□ 3 个"是"，1分

14. 每日是否能吃 2 份以上蔬菜或水果?

□ 否，0分　　　　　　　　　　□ 是，1分

15. 每日喝多少液体（水、果汁、咖啡、茶、奶等）?

□ ≤ 3 杯，0分　　　　　　　　□ 3 ~ 5 杯，0.5分

□ ≥ 5 杯，1分

16. 喂养方式：

☐ 无法独立进食，0 分　　　　　☐ 独立进食稍有困难，1 分

☐ 完全独立进食，2 分

17. 对营养状况的自我评价如何？

☐ 营养不良，0 分　　　　　☐ 不能确定，1 分

☐ 营养良好，2 分

18. 与同龄人相比，你如何评价自己的健康状况？

☐ 不太好，0 分　　　　　☐ 不知道，0.5 分

☐ 一样好，1 分　　　　　☐ 更好，2 分

19. 上臂（中点）围（MAC）是多少？

☐ < 21 cm，0 分　　　　　☐ 21 ~ 22 cm，0.5 分

☐ ≥ 22 cm，1 分

20. 腓肠肌肌围（CC）是多少？

☐ < 31 cm，0 分　　　　　☐ ≥ 31 cm，1 分

21. MNA-SF 评分：

总分 =_____ 分。

☐ 总分 ≥ 24 分，营养状况良好

☐ 总分 17 ~ 24 分，存在营养不良风险

☐ 总分 < 17 分，明确存在营养不良

四、注意事项

1. 澳大利亚循证营养指南推荐 MNA-SF 作为居家老年患者的营养筛查工具。

2. 在 BMI 无法得到的情况下，可用小腿围代替。

五、附表

表 1-4　MNA-SF 评分标准

序号	评分项目	分值
A	既往 3 个月内，是否因食欲下降、咀嚼或吞咽等消化问题导致食物摄入减少？ ☐ 严重的食欲减退，0 分　　☐ 中等程度的食欲减退，1 分 ☐ 食欲减退，2 分	

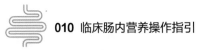

序号	评分项目	分值
B	最近 3 个月内体重下降程度： □ 体重下降超过 3 kg，0 分　□ 不知道，1 分 □ 体重下降 1~3 kg，2 分　□ 无体重下降，3 分	
C	活动情况： □ 卧床或长期坐着，0 分 □ 能离床或椅子，但不能出门，1 分 □ 能独立外出，2 分	
D	在过去 3 个月内是否受过心理创伤或患有急性疾病？ □ 是，0 分　　　　　□ 否，1 分	
E	是否有神经心理问题？ □ 严重痴呆或抑郁，0 分　□ 轻度痴呆，1 分 □ 无心理问题，2 分	
F1	BMI 是多少？ □ < 19 kg/m², 0 分　　□ 19~21 kg/m², 1 分 □ 21~23 kg/m², 2 分　□ ≥ 23 kg/m², 3 分	
F2	无法获取 BMI，测量患者小腿围（CC）： □ CC < 31 cm，0 分　　□ CC ≥ 31 cm，3 分	
	MNA 评分（共 14 分）：总分 = _____ 分。 □ 分值 ≥ 12 分，无营养不良风险 □ 分值 ≤ 11 分，可能存在营养不良，需要进行进一步营养状况评价	
G	是否独立生活（不住在养老机构或医院）？ □ 否，0 分　　　　　□ 是，1 分	
H	每日应用处方药是否超过三种？ □ 是，0 分　　　　　□ 否，1 分	
I	是否有压力性疼痛或皮肤溃烂？ □ 是，0 分　　　　　□ 否，1 分	
J	每日几餐？ □ 1 餐，0 分　　　□ 2 餐，1 分　　　□ 3 餐，2 分	
K	蛋白质的摄入情况： 每日至少 1 份奶制品（牛奶、奶酪、酸奶） 每周吃 2~3 份豆制品或鸡蛋 每日吃肉、鱼或家禽 □ 0 或 1 个 "是"，0 分　□ 2 个 "是"，0.5 分 □ 3 个 "是"，1 分	
L	每日是否能吃 2 份以上蔬菜或水果？ □ 否，0 分　　　　　□ 是，1 分	

序号	评分项目	分值
M	每日喝多少液体（水、果汁、咖啡、茶、奶等)? □ ≤3杯，0分　　　　　□ 3~5杯，0.5分 □ ≥5杯，1分	
N	喂养方式： □ 无法独立进食，0分　　□ 独立进食稍有困难，1分 □ 完全独立进食，2分	
O	对营养状况的自我评价如何？ □ 营养不良，0分　　　　□ 不能确定，1分 □ 营养良好，2分	
P	与同龄人相比，你如何评价自己的健康状况？ □ 不太好，0分　　　　　□ 不知道，0.5分 □ 一样好，1分　　　　　□ 更好，2分	
Q	上臂（中点）围（MAC）是多少？ □ <21 cm，0分　　　　□ 21~22 cm，0.5分 □ ≥22 cm，1分	
R	腓肠肌肌围（CC）是多少？ □ <31 cm，0分　　　　□ ≥31 cm，1分	
MNA-SF 评分（共30分）：总分 =_____ 分。 □ 总分 ≥24分，营养状况良好 □ 总分 17~24分，存在营养不良风险 □ 总分 <17分，明确存在营养不良		

第五节 主观全面评定法（SGA）

一、操作目的

主观全面营养评定法是基于病史和体检的一种主观评估方法。它采用半定量的方法，操作简单，被广泛用于外科手术、慢性病、危重症患者的营养风险筛查和评估，同时对于各系统肿瘤患者也有较好的适用性。

通过入院时的快速营养筛查，可以发现存在营养风险的患者，并对其进行适当的营养干预，从而干预住院患者身心疾病的变化，减少疾病并发症，加速疾病的恢复，缩短患者入院时间等。

二、用物准备

1. 物品准备：标准身高体重计、SGA 营养筛查表、皮褶厚度计、软尺。

2. 环境准备：环境宽敞明亮，温湿度适宜，停止人员走动和清扫，适宜操作。

3. 人员准备：护士洗手，佩戴口罩。

三、操作流程

1. 接到医嘱，了解患者病情。

2. 护士洗手，戴口罩，准备用物。

3. 核对患者信息，解释操作目的，准备 SGA 筛查表。

4. 体重变化情况：

（1）询问患者 1 个月内体重变化情况：原本体重、现在体重、有无下降，并计算百分比。

□ ≥ 10%   □ 5% ~ 9.9%

□ 3% ~ 4.9%   □ 2% ~ 2.9%

□ 0 ~ 1.9%   □ 不清楚

（2）询问患者近 2 周内的体重。

□ 无变化   □ 增加

□ 下降 ≤ 5%   □ 下降 ≥ 5%

5. 进食情况

（1）询问患者在过去的 1 个月里进食情况，与平时情况相比有无变化，具体变化多少。

　　□ 无变化　　　　　　　　　□ 进食量多于平常

　　□ 进食量少于平常　　　　　□ 不进食

（2）询问患者目前进食情况如何。

　　□ 正常饮食　　　　　　　　□ 正常饮食，但进食量比正常情况少

　　□ 进食少量固体食物　　　　□ 只能进食流质食物

　　□ 只能口服营养制剂　　　　□ 几乎吃不下食物

　　□ 只能依赖管饲或静脉营养

（3）近2周来，患者是否常常出现以下问题影响自身饮食？(可多选）
本项症状为近2周内经常出现的症状，偶尔出现一次的症状不能选择。

　　□ 没有饮食问题　　　　　　□ 恶心

　　□ 便秘　　　　　　　　　　□ 食物气味不好

　　□ 口干　　　　　　　　　　□ 食物没有味道

　　□ 吃一会儿就饱了　　　　　□ 口腔溃疡

　　□ 腹泻　　　　　　　　　　□ 疼痛

　　□ 吞咽困难　　　　　　　　□ 呕吐

　　□ 没有食欲，不想吃饭

　　□ 其他（如抑郁、经济问题、牙齿问题）

　　6. 活动和身体功能：在过去的1个月，患者自我感觉活动能力与之前相比有何变化？

　　□ 正常，无限制　　　　　　□ 与平常相比稍差，尚能正常活动

　　□ 多数时候不想起床活动，但卧床或坐着的时间不超过12 h

　　□ 活动很少，一天多数时间卧床或坐着

　　□ 几乎卧床不起，很少下床

　　7. 近1个月内，患者有无以下自身应激反应？

　　□ 高烧　　　　　　　　　　□ 出血

　　□ 慢性腹泻　　　　　　　　□ 大面积烧伤

　　□ 恶性肿瘤　　　　　　　　□ 其他严重反应

　　8. 肌肉情况（请亲属协助观察并评估）

　　（1）颞部（颞肌）：患者端坐，将头转向　　边，测试者观察患者颞部（图

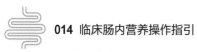

1-5-1）。

□ 看不到明显的凹陷

□ 轻度凹陷

□ 凹陷

□ 显著凹陷

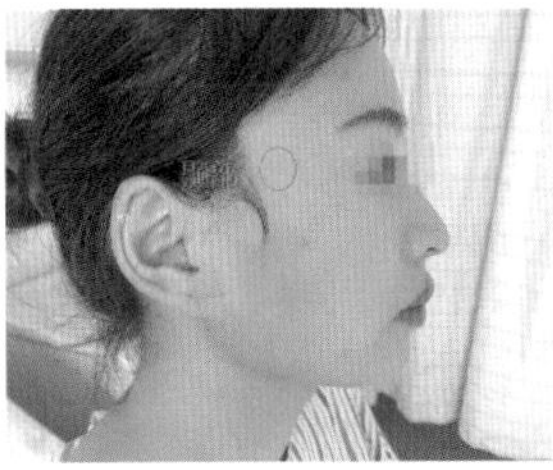

（2）锁骨部位（胸部三角肌）：患者端坐，观察患者锁骨是否凸出及其程度（图1-5-2）。

图 1-5-1

□ 青年男性看不到锁骨，女性及成年男性能看到锁骨但不凸出

□ 锁骨部分凸出

□ 锁骨凸出

□ 锁骨明显凸出

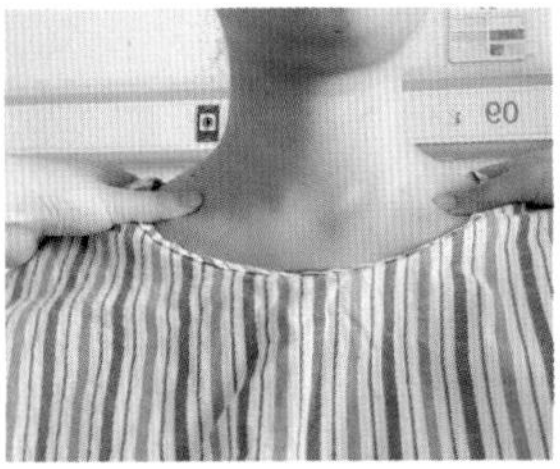

（3）肩部（三角肌）：患者手自然下垂，观察肩部是否凸出及形状（图1-5-3）。

图 1-5-2

□ 圆形

□ 肩峰轻度凸出

□ 介于二者之间

□ 肩锁关节方形，骨骼凸出

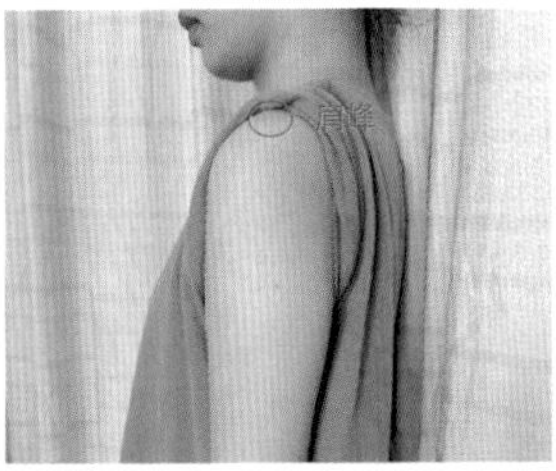

（4）肩胛骨（背阔肌、斜方肌、三角肌）：患者站立，看肩胛骨是否凸出（图1-5-4）。

图 1-5-3

□ 肩胛骨不凸出，肩胛骨内测不凹陷

□ 肩胛骨轻度凸出，肋、肩胛、肩、脊柱间轻度凹陷

□ 肩胛骨凸出，肋、肩胛、肩、脊柱间凹陷

□ 肩胛骨明显凸出，肋、肩胛、肩、脊柱间显著凹陷

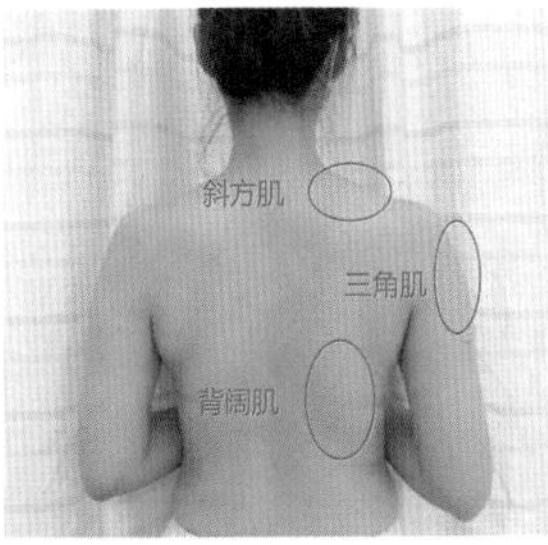

（5）大腿（股四头肌）

□ 圆润，肌张力明显   □ 轻度消瘦，肌肉较弱

□ 于两者之间   □ 大腿明显消瘦，几乎无肌张力

图 1-5-4

步骤:

① 两脚分开自然站立,间距约 15 cm;

② 测量点在臀部下方,过会阴点用皮尺量出大腿最丰满的一圈的围度(图 1-5-5)。

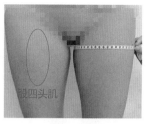

图 1-5-5

(6)小腿(腓肠肌):患者端坐,观察患者腓肠肌,用皮尺量出小腿腓肠肌最粗部位的围度(图 1-5-6)。

□ 肌肉发达

□ 消瘦,有肌肉轮廓

□ 消瘦,肌肉轮廓模糊

□ 消瘦,无肌肉轮廓,肌肉松弛无力

9. 用皮褶厚度计测量肱三头肌皮褶厚度。

□ 正常(实测值相当于正常值的 90% 以上)

□ 轻度减少(相当正常值的 80%~90%)

□ 重度减少(小于正常值的 60%)

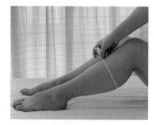

图 1-5-6

步骤:

① 受试者自然站立,被测部位充分裸露;

② 测试人员找到肩峰、尺骨鹰嘴(肘部骨性突起)部位,并用油笔标记出右臂后面从肩峰到尺骨鹰嘴连线中点处(图 1-5-7)。

③ 用左手拇指和食、中指将被测部位皮肤和下皮组织夹提起来(图 1-5-8)。

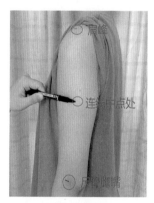

图 1-5-7

④ 在该皮褶提起点的下方用皮褶计测量其厚度,右拇指松开皮褶计卡钳钳柄,使钳尖部充分夹住皮褶,在皮褶计指针快速回落后立即读数。[要连续测 3 次,记录以毫米(mm)为单位,精确到 0.1 mm],见图 1-5-9。

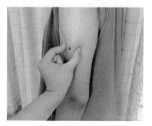

图 1-5-8

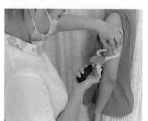

图 1-5-9

10. 按压脚踝，观察是否有水肿（图 1-5-10）。

□ 无

□ 轻度（指压后出现组织轻微凹陷，平复较快）

□ 重度（指压后出现明显或较深的组织凹陷，10 s 内仍不能恢复）

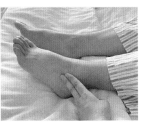

图 1-5-10

11. 收拾用物，置患者于舒适体位。

12. 洗手，脱口罩，计算营养评分。

四、注意事项

1. 正确评估患者情况、有无禁忌证。

2. 严格执行查对制度。

3. 保证患者体位正确，适合操作。

4. SGA 是主观评估工具，使用者在使用 SGA 前需要接受良好的培训，才能保证该评估的灵敏性和特异性。SGA 在很大程度上依赖评价者对有关指标的主观判断，如以往的体重、摄食量等，这在一定程度上影响了其准确性。

5. SGA 的特点是基于详尽的病史和临床检查，省略人体测量和生化检查，敏感度和特异度相对较高。

6. SGA 太偏重于疾病的评估，主要反映疾病状况。

7. SGA 注重主观症状的变化，尤其是其中的胃肠道症状（如呕吐、腹泻、便秘等）、应激反应（如大面积烧伤、高热、出血、慢性腹泻、恶性肿瘤等）及人的活动能力，并开创性地将人的主观感受、整体状态纳入评判标准。

8. 应特别注意 SGA 不宜用于区分轻度营养不足，更多侧重于慢性的或已经存在的营养不足。

9. SGA 缺乏客观指标，主要关注营养物质摄入量及机体成分的变化，未考虑人体新陈代谢内部需求的变化，对急性营养不良发生的危险性评估的灵敏性较其他评价方法低。

附表：

表 1-5　SGA 评分等级表

指标	A 级	B 级	C 级
1. 近期（2周内）体重改变	无 / 升高	减少 < 5%	减少 >5%
2. 饮食改变	无	减少	不进食 / 低热量流食
3. 胃肠道症状（持续2周）	无 / 食欲不减	轻微恶心呕吐	严重恶心呕吐
4. 活动能力改变	无 / 减退	能下床走动	卧床
5. 应激反应	无 / 低度	中度	高度
6. 肌肉消耗	无	轻度	重度
7. 肱三头肌皮褶厚度	正常	轻度减少	重度减少
8. 踝部水肿	无	轻度	重度

注：上述8项，至少5项为B或C级者，可分别被定为中度或重度营养不良。

每项指标分营养良好（A级）、轻中度营养不良（B级）和严重营养不良（C级）3个等级。每部分分值为1~5分，总分8~40分。分值越低，患者营养状况正常的可能性越大；分值越高，患者营养不良的可能性越大。

第六节 患者参与的主观全面评定（PG-SGA）

一、操作目的

患者参与的主观全面评定（PG-SGA）是在主观整体评定（SGA）的基础上发展起来的，是专为肿瘤患者设计的营养评估方法。肿瘤患者入院后应进行常规的营养评估，通过患者自评，了解评价其基本营养状况，确定营养诊断，以便合理进行营养治疗，加速疾病的恢复进程，提高患者生活质量。

二、用物准备

1. 物品准备：PG-SGA 评估表、标准身高体重计、饮食单、皮褶厚度计、软尺、体温计。

2. 环境准备：环境宽敞明亮，温湿度适宜，停止人员走动和清扫，适宜操作。

3. 人员准备：护士洗手，佩戴口罩。

三、操作流程

1. 核对医嘱，了解病情。

2. 护士洗手，戴口罩，准备用物。

3. 核对患者身份，解释操作目的。

4. 协助患者测量身高、体重。

5. 协助患者填写自评表（表 1-6），并计算评分（表 1-7）。

6. 询问患者之前是否患有癌症、AIDS、呼吸或心脏病恶液质，存在开放性伤口、瘘或压疮、创伤，年龄超过 65 岁，或患有慢性肾功能不全等其他疾病（表 1-8）。

7. 协助患者测量体温，询问过往是否使用过糖皮质激素（表 1-9）。

8. 体格检查（表 1-10）。

（1）肌肉：

① 颞部（颞肌）：直接观察，让患者头转向一边（图1-6-1）。

□ 看不到明显的凹陷，0分

□ 轻度凹陷，1分

□ 凹陷，2分

□ 显著凹陷，3分

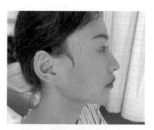

图 1-6-1

② 锁骨部位（胸部三角肌）：患者端坐，观察患者锁骨是否凸出及其程度（图1-6-2）。

□ 青年男性看不到锁骨，女性及成年男性能看到
锁骨但不凸出，0分

□ 锁骨部分凸出，1分

□ 锁骨凸出，2分

□ 锁骨明显凸出，3分

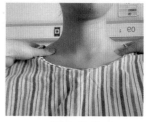

图 1-6-2

③ 肩部（三角肌）：患者手自然下垂，观察肩部是否凸出及形状（图1-6-3）。

□ 圆形，0分

□ 肩峰轻度凸出，1分

□ 介于二者之间，2分

□ 肩锁关节方形，骨骼凸出，3分

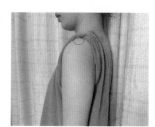

图 1-6-3

④ 骨间肌：观察手背，拇指和食指对捏，观察虎口处是否凹陷（图1-6-4）。

□ 拇指和食指对捏时肌肉凸出，女性可平坦，0分

□ 平坦，1分

□ 平坦和凹陷，2分

□ 明显凹陷，3分

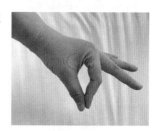

图 1-6-4

⑤ 肩胛骨（背阔肌、斜方肌、三角肌）：患者双手前推，看肩胛骨是否凸出（图1-6-5）。

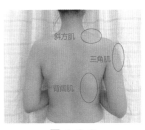

图1-6-5

- □ 肩胛骨不凸出，肩胛骨内侧不凹陷，0分
- □ 肩胛骨轻度凸出，肋、肩胛、肩、脊柱间轻度凹陷，1分
- □ 肩胛骨凸出，肋、肩胛、肩、脊柱间凹陷，2分
- □ 肩胛骨明显凸出，肋、肩胛、肩、脊柱间显著凹陷，3分

⑥ 大腿（股四头肌）：两脚分开自然站立，观察股四头肌，用皮尺量出大腿肌肉群最粗部位的围度（图1-6-6）。

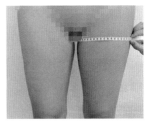

图1-6-6

- □ 圆润，肌张力明显，0分
- □ 轻度消瘦，肌肉较弱，1分
- □ 介于两者之间，2分
- □ 大腿明显消瘦，几乎无肌张力，3分

⑦ 小腿（腓肠肌）：患者端坐，观察患者腓肠肌，用皮尺量出小腿腓肠肌最粗部位的围度（图1-6-7）。

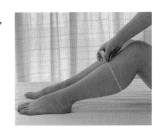

图1-6-7

- □ 肌肉发达，0分
- □ 消瘦，有肌肉轮廓，1分
- □ 消瘦，肌肉轮廓模糊，2分
- □ 消瘦，无肌肉轮廓，肌肉松弛无力，3分

（2）脂肪：

① 眼眶脂肪：观察并用食指按压下眼睑，检查眼眶有无凹陷，眉弓有无突出（图1-6-8）。

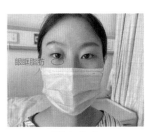

图1-6-8

- □ 眼眶无凹陷，眉弓不突出，0分
- □ 眼眶轻度凹陷，眉弓轻度突出，1分
- □ 介于二者之间，2分
- □ 眼窝凹陷明显，皮肤松弛，眉弓突出，3分

② 肱三头肌皮褶厚度：

• 受试者自然站立，被测部位充分裸露。

• 测试人员找到肩峰、尺骨鹰嘴（肘部骨性突起）部位，并用油笔标记出右臂后面从肩峰到尺骨鹰嘴连线中点处（图 1-6-9）。

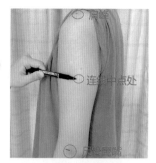

图 1-6-9

• 用左手拇指和食、中指将被测部位皮肤和下皮组织夹提起来（图 1-6-10）。

• 在该皮褶提起点的下方用皮褶计测量其厚度，右拇指松开皮褶计卡钳钳柄，使钳尖部充分夹住皮褶，在皮褶计指针快速回落后立即读数［要连续测 3 次，记录以毫米（mm）为单位，精确到 0.1 mm］，见图 1-6-11。

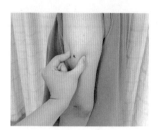

图 1-6-10

□ 大量脂肪组织，0 分

□ 感觉与正常人相差无几，略少，1 分

□ 介于二者之间，2 分

□ 指间空隙很少，甚至紧贴，3 分

• 在该皮褶提起点的下方用皮褶计测量其厚度，右拇指松开皮褶计卡钳钳柄，使钳尖部充分夹住皮褶，在皮褶计指针快速回落后立即读数。［要连续测 3 次，记录以毫米（mm）为单位，精确到 0.1 mm。］

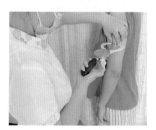

图 1-6-11

□ 大量脂肪组织，0 分　　□ 感觉与正常人相差无几，略少，1 分

□ 介于二者之间，2 分　　□ 指间空隙很少，甚至紧贴，3 分

③ 下肋脂肪厚度：捏起患者肋缘下脂肪，观察背部下肋轮廓（图 1-6-12）。

□ 两指间很厚，看不到肋骨，0 分

□ 感觉与正常人相差无几，可以看到肋骨轮廓，1 分

□ 介于二者之间，2 分

□ 指间空隙很少，甚至紧贴，肋骨明显突出，3 分

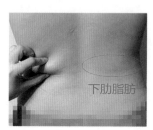

图 1-6-12

（3）水肿：

① 踝水肿：患者仰卧，手指按压踝部 5 s（图 1-6-13）。

☐ 无凹陷，0 分

☐ 轻微的凹陷，1 分

☐ 介于二者之间，2 分

☐ 凹陷非常明显，不能回弹，3 分

② 骶部水肿：患者侧卧，手指按压骶部 5 s（图 1-6-14）。

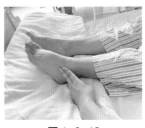

图 1-6-13

☐ 无凹陷，0 分

☐ 轻微的凹陷，1 分

☐ 介于二者之间，2 分

☐ 凹陷非常明显，不能回弹，3 分

③ 腹水（图 1-6-15）：

☐ 无腹水，0 分

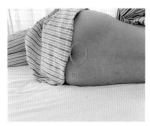

图 1-6-14

☐ 左右侧卧时，叩诊有移动性浊音，1 分

☐ 患者平卧时，听诊有振水音，2 分

☐ 患者感腹胀明显，测量腹围增大，3 分

9. 测量者填写医务人员评分表和总体评价

10. 整理用物，安置患者

11. 洗手，脱口罩，记录数据

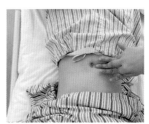

图 1-6-15

四、注意事项

1. 正确评估患者情况、有无禁忌证。

2. 严格执行查对制度。

3. 确保患者体位正确，适合操作。

4. 营养支持分类建议：附加评分用于定义特定的营养干预措施，包括患者和家庭教育。症状管理包括药物与适当的营养干预（食物、营养补充剂、肠内或肠外营养）。一线营养干预包括最佳症状管理。

5. 标准：由于本评价为主观性评价，没有一个客观标准，大致标准见表 1-7、表 1-8，表 1-9。希望调查人员在检查患者前，多调查健康成年人的脂肪、肌肉及水肿情况，与自己的情况做比较，再检查患者。

6. 评价：按多数部位情况确定各项目得分，如多数部位脂肪为轻度减少，脂肪丢失的最终得分即为轻度，记 1 分；如多数肌肉部位中度消耗，则肌肉消耗的最终得分为 2 分。

体格检查总分 = 以肌肉丢失得分为体格检查项目的最终得分。

五、附表

表 1-6　患者主观自评表

一、患者自评表（A 评分）

1. 体重 [参考工作表 1 (表 1-7)]：

我现在的体重是 ＿＿kg，我的身高是 ＿＿m，

1 个月前我的体重是 ＿＿kg，6 个月前我的体重是 ＿＿kg。

计算出 6 个月内体重变化，再评分。

最近 2 周内我的体重：

□下降，1 分　　　□无改变，0 分　　□增加，0 分

Box 1 评分：＿＿。

2. 膳食摄入（饭量）：

与我的正常饮食相比，上个月的饭量：

□无改变，0 分　　□大于平常，0 分　□小于平常，1 分

我现在进食：

□普食，但少于正常饭量，1 分　　　□固体食物很少，2 分

□流食，3 分　　　　　　　　　　　□仅为营养添加剂，4 分

□各种食物都很少，5 分　　　　　　□仅依赖管饲或静脉营养，6 分

Box 2 评分：＿＿。

3. 症状：

最近 2 周我存在以下问题，影响我的饭量：

□没有饮食问题，0 分　　　　　　　□无食欲，不想吃饭，3 分

□恶心，1 分　　　□呕吐，3 分　　□便秘，1 分　　　　□腹泻，3 分

□口腔疼痛，2 分　□口腔干燥，1 分　□味觉异常或无，1 分　　□食物气味干扰，1 分

□吞咽障碍，2 分　□早饱，1 分　　□疼痛，部位为＿＿＿＿＿，3 分

□其他 **，1 分　　** 例如：情绪低落、金钱或牙齿问题。

Box 3 评分：＿＿。

4. 活动和功能：

上个月我的总体活动情况是：

□正常，无限制，0 分　　　　　　　□与平常相比稍差，但尚能正常活动，1 分

□多数事情不能胜任，但卧床或坐着的时间不超过 12 h，2 分

□活动很少，一天多数时间卧床或坐着，3 分

□卧床不起，很少下床，3 分

Box 4 评分：＿＿。

Box 1 ~ 4 的合计评分（A）：＿＿。

（续表）

二、医务人员评分表

5. 疾病及其与营养需求的关系（参考工作表2）：

所有相关诊断（详细说明）：

原发疾病分期：□Ⅰ　□Ⅱ　□Ⅲ　□Ⅳ　□其他

年龄：

评分（B）：＿＿。

6. 代谢需要量（参考工作表3）：

评分（C）：＿＿。

7. 体格检查（参考工作表4）：

评分（D）：＿＿（此项目为体格检查，若为正常营养状态的标准病人，据实填写为0）。

三、综合评价

8. 定性评价：参考工作表5：

□A级（营养良好）

□B级（可疑或中度营养不良）

□C级（重度营养不良）

计算出6个月内体重变化，评定等级。

9. 定量评价：总评分A+B+C+D=

□≤1分（营养良好）

□2～8分（可疑或中度营养不良）

□≥9分（重度营养不良）

四、营养支持的推荐方案

根据PG-SGA总评分确定相应的营养干预措施，其中包括对病人及家属的教育指导、针对症状的治疗手段如药物干预、恰当的营养支持。

□0～1分：此时无需干预，常规定期进行营养状况评分。

□2～3分：有营养师、护士或临床医生对病人及家属的教育指导，并针对症状和实验室检查进行恰当的药物干预。

□4～8分：需要营养干预及针对症状的治疗手段。

□≥9分：迫切需要改善症状的治疗措施和恰当的营养支持。

患者姓名：　　　　　年龄：　　　　　住院号：

临床医生签名：　　　　　　　　　记录日期：

表 1-7　体重丢失情况评分

优先使用 1 个月内体重变化情况计算得分，如无，则用 6 个月内体重变化得分计算。如果 2 周内体重有下降则额外加 1 分。

1 个月内体重下降	评分	6 个月内体重下降
≥ 10%	4	≥ 20%
5%～9.9%	3	10%～19.9%
3%～4.9%	2	6%～9.9%
2%～2.9%	1	2%～5.9%
0～1.9%	0	0～1.9%
总分：		

表 1-8　相关疾病及其营养需求

以下情况每项计 1 分：

类别	评分
癌症	1
AIDS	1
呼吸或心脏病恶液质	1
存在开放性伤口、瘘或压疮	1
存在创伤	1
年龄超过 65 岁	1
慢性肾功能不全	1
总分（累计）：	

表 1-9　代谢应激状态

应激因素	无（0）	轻（1分）	中（2分）	重（3分）
发热	无	体温 37.2～38.3℃	体温 38.3～38.8℃	体温 ≥ 38.8 ℃
发热持续时间	无	＜ 72 h	72 h	＞ 72 h
糖皮质激素用量（强的松 /d）	无	低剂量（每日剂量 ＜ 10 mg 强的松或相当剂量的其他激素）	中剂量（每日剂量 10～30 mg 强的松或相当剂量的其他激素）	大剂量（每日剂量 ≥ 30 mg 强的松或相当剂量的其他激素）
总分（累计）：				

表 1-10　身体测量（最高 3 分，以肌肉状态为主）

肌肉状态				
颞部（颞肌）	0	1+	2+	3+
锁骨部位（胸部三角肌）	0	1+	2+	3+
肩部（三角肌）	0	1+	2+	3+
骨间肌	0	1+	2+	3+
肩胛骨（背阔肌、斜方肌、三角肌）	0	1+	2+	3+
大腿（股四头肌）	0	1+	2+	3+
小腿（腓肠肌）	0	1+	2+	3+
肌肉消耗情况总体得分	0	1+	2+	3+
脂肪状态				
眼眶脂肪	0	1+	2+	3+
三头肌皮褶厚度	0	1+	2+	3+
下肋脂肪厚度	0	1+	2+	3+
脂肪情况总体得分	0	1+	2+	3+
水肿状态				
踝水肿	0	1+	2+	3+
骶部水肿	0	1+	2+	3+
腹水	0	1+	2+	3+
水肿情况总体得分	0	1+	2+	3+
0= 没有消耗，1+ = 轻微消耗，2+ = 中度消耗，3+ = 重度消耗				
总分：				

表 1-11　工作表 5　PG-SGA 全球评估总体状态分类

项目	A 级 （营养良好）	B 级 （可疑或中度营养不良）	C 级 （重度营养不良）
体重	无下降或最近上升	1 个月内下降≤ 5%（或 6 个月内≤ 10%）	1 个月内下降＞ 5%（或 6 个月内＞ 10%）
营养摄入	无不足或最近有明显 增加	近期明显减少	近期严重减少

项目	A级 （营养良好）	B级 （可疑或中度营养不良）	C级 （重度营养不良）
饮食症状	无或明显改善，达到足够的摄入量	见工作表3，摄入量中度下降或近期症状恶化	见工作表3，摄入量重度下降或近期症状明显恶化
活动与功能	无不足或最近改善	近期恶化	近期明显恶化
体格检查	无明显消瘦，或慢性消瘦但最近有所恢复	轻度至中度肌肉、脂肪消耗	明显营养不良迹象（皮下组织消耗、水肿）

第七节　NUTRIC 评分

一、操作目的

营养不良是使患者住院时间延长、病死率升高和并发症增加的独立危险因素。而危重症患者由于疾病，机体常发生严重的代谢紊乱，其营养不良的风险较高。

危重症营养风险评分（NUTRIC）量表专门针对危重症患者营养不良风险进行测评，在成人急危重症患者营养风险评估中有十分重要的临床价值，旨在为临床护理人员针对性选择评估工具提供科学理论依据，为评估病情危重、意识不清卧床患者的营养风险提供参考，帮助选择合适的营养治疗方案，使患者早日康复，恢复正常的生理功能。

二、用物准备

1. 物品准备：NUTRIC 评分表、签字笔、记号笔、软尺、患者病历单、患者化验单、医生当日评分表（APACHE Ⅱ、SOFA）。

2. 环境准备：环境宽敞明亮，温湿度适宜，停止人员走动和清扫，适宜操作。

3. 人员准备：护士洗手，佩戴口罩。

三、操作流程

1. 核对医嘱，了解病情。

2. 洗手，戴口罩，准备用物。

3. 核对患者信息，确认身份。

4. 查阅医生当日评分表（APACHE Ⅱ、SOFA）、患者病历单、化验单，了解患者基本病情。

5. 测量患者腹围：

（1）被测者自然平躺，两名测试员配合

（2）主测者选肋下缘最底部和髂前上棘最高点连接的中点，将软尺水平绕腹一周；辅测者观察软尺绕腹的水平面是否与身体垂直；在呼气末吸气初开始读数并记录读数（图1-7-1）。

6. 测量患者上臂围：

（1）患者自然平躺，充分暴露左上肢，手臂自然放平。

（2）测试者站在被测者身旁找到肩峰、尺骨鹰嘴部位（图1-7-2）。

（3）将软尺在两者中点水平绕一周，读数并记录（图1-7-3）。

7. 测量患者小腿围：

（1）患者双腿自然放平，两腿打开同肩宽

（2）测试者将软尺在小腿腓肠肌粗壮的地方水平绕一周，读数并记录［测量以厘米（cm）为单位，可以精确到小数点后一位］，见图1-7-4。

8. 通过病程记录或与主治医师沟通，了解患者有无并发症（有几个器官功能不全）。

9. 安置患者至舒适体位，整理用物。

10. 洗手，脱口罩，总结评分表。

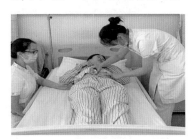

图1-7-1

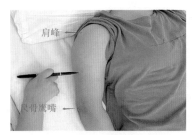

图1-7-2

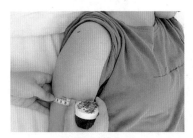

图1-7-3

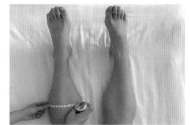

图1-7-4

四、注意事项

1. 严格执行查对制度，正确评估患者情况、有无禁忌证。

2. NUTRIC评分主要应用于重症监护病房，严重感染、多发伤、外科大手术、神经危重症等患者均可应用。

3. NUTRIC评分在设计时综合了既往营养因素和疾病严重程度，弥补了NRS-2002在危重症病人营养评估时的缺陷，可以辨别那些最可能从营养支持中获益的危重症病人，对危重症病人的热量供给以及如何补充肠内营养起到一定的指导作用。

4. APACHE Ⅱ评分和SOFA评分参照当日医生评分。

5. 勿忘填写患者入院当天的血清白蛋白（ALB，40~55 g/L）、前白蛋白（PA，280~360 mg/L）、淋巴细胞计数［TLC，（1.1~3.2）×10⁹/L］化验值。

6. 总分≥5分，存在高危营养风险，需每周复评一次。

7. NUTRIC评分越高，患者ICU住院时间、机械通气时间越长，28 d病死率越高，白蛋白、前白蛋白水平更低。NUTRIC评分能够较好地预测危重症患者预后及病死率。

8. 危重症患者由于镇静、昏迷等原因无法配合医护人员填写营养风险量表，且患者受补液量影响较大，常合并肢体肿胀、腹水，测得值并不是患者真实体重及BMI值，使其他评估工具的应用受到了限制。

9. 由于NUTRIC评分评价指标为ICU住院患者的常见指标，评价者可快速收集并对患者进行评估，节省了时间，也提高了患者营养风险评估的准确性。

10. 因NUTRIC评分针对人群为危重症患者，在评分过程中患者病情危重且复杂多变，不同治疗时间段的评分结果有可能不同。因此应根据患者的病情变化及时调整营养支持干预及治疗措施，给予重点关注。

11. NUTRIC评分尚缺乏明确的疾病暴露时间标准，对于ICU住院时间≥3 d的患者，充分的营养支持和高风险评分间的相互作用尚需要进一步分析。

12. 测量时注意：

（1）测量人体体格各围度时，要求被测试者处于平静状态，并保持自然呼吸。

（2）软尺应轻轻与皮肤接触，不宜过紧或过松。测头围时，婴幼儿应脱帽，如遇有长发或梳辫者，应先将头发在软尺经过处向上、下分开，使软尺紧贴头皮，以防止影响结果。

（3）测量时，注意保证软尺围绕身体部位的水平面与身体垂直。

（4）读数要求以cm作为单位并保留小数点后一位。

附表：

表 1-12 NUTRIC 评分

参数	范围	评分值
年龄	< 50 岁	0
	50 ~ 75 岁	1
	≥ 75 岁	2
APACHE Ⅱ 评分	< 15 分	0
	15 ~ 20 分	1
	0 ~ 28 分	2
	≥ 28 分	3
SOFA 评分	< 6 分	0
	6 ~ 10 分	1
	≥ 10 分	2
引发器官功能不全	0 ~ 1 个	0
	≥ 2 个	1
入住 ICU 前住院时间	0 ~ 1 d	0
	> 1 d	1
IL-6	0 ~ 400 Pg/ml	0
	> 400 Pg/ml	1

有 IL-6 数据		
总分	分级	临床意义
6 ~ 10	高分	提示预后不良（高死亡率、机械通气时间长），此类患者易从积极的营养支持中获益
0 ~ 5	低分	此类患者营养不良风险小

除外 IL-6		
总分	分级	临床意义
5 ~ 9	高分	提示预后不良（高死亡率、机械通气时间长），此类患者易从积极的营养支持中获益
0 ~ 4	低分	此类患者营养不良风险小

第八节 GLIM 营养不良诊断

多年来，全球肠外肠内营养学界的同道都在寻求统一营养不良诊断标准。这既需要确定营养不良诊断标准，也需要考虑不同国家、不同种族的营养不良指标正常值和由临床研究得到的分界点（cut-off point）。全球（营养）领导层倡议的营养不良（Global Leadership Initiative on Malnutrition, GLIM）诊断标准（以下简称为"GLIM 标准"）于 2018 年 9 月在美国肠外肠内营养学会（American Society for Parenteral and Enteral Nutrition, ASPEN）和欧洲临床营养和代谢学会（European Society for Clinical Nutrition and Metabolism, ESPEN）网站发表，于 2019 年初在纸质杂志 Journal of Parenteral and Enteral Nutrition 及 Clinical Nutrition 发表。GLIM 在全国科学技术名词审定委员会公布的《肠外肠内营养学名词 2019》中有记载。GLIM 标准中的某些阈值可能会随着时间的推移而发生演变，但是从主观评定营养不良（如：SGA、PG-SGA）发展到用表现型指标、病因型指标诊断营养不良的方向是正确的。高质量的前瞻性临床有效性验证报告和前瞻性多中心临床应用数据分析将是 GLIM 标准改进的基础。

一、操作步骤

应用 GLIM 进行营养不良诊断有三个步骤：第一步，使用经过临床有效性验证的筛查工具进行营养筛查。在中国推荐用经过前瞻性临床有效性验证的 NRS2002 工具。第二步，营养风险筛查阳性的患者至少符合表现型指标（《肠外肠内营养学名词 2019》编号 01.028）之一和病因型指标（《肠外肠内营养学名词 2019》编号 01.029）之一，可诊断营养不良。第三步，根据表现型指标进行营养不良严重程度评级，区分出重度营养不良患者（图 1-8-1）。

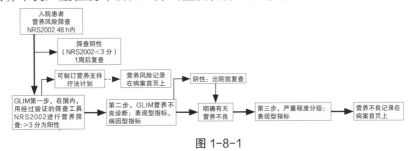

图 1-8-1

二、适用对象

应用 GLIM 标准诊断营养不良的第一步是应用经过临床有效性验证的筛查工具进行营养筛查，国内推荐的是 NRS2002。其适用于年龄为 18 ~ 90 岁、住院时间超过 48 h、入院 48 h 内未进行急诊手术、愿意接受筛查的成年住院患者，且需获得患者知情同意（取得其口头或书面同意，记录在病例登记表上）。

三、实施时间

营养风险筛查：在适用对象入院后 48 h 内进行。

对经 NRS2002 工具筛查无营养风险者，可在 1 周后复查。

依据 GLIM 标准诊断为营养不良阴性者，可于出院前复查。

如果 1 周后营养风险筛查复查为阳性，可继续按 GLIM 标准诊断，调查患者有无营养不良。

四、实施人员

受过培训的医师、病房护士（师）及营养师等可单独或合作完成。如：外科、内科、肿瘤科、妇科、重症监护室的临床医师、病房护师（士）、营养师等单独或合作完成。

培训内容包括应用 GLIM 标准诊断营养不良的详细方法，第一步是用 NRS2002 工具筛查有无营养风险，包括评分标准、疾病诊断评分的挂靠、病因型指标分析、肠外肠内营养支持疗法干预及营养师干预分类。

有疑难情况时，需要由上述各科临床医师、病房护师（士）、营养师、药师组成的营养支持团队（nutrition support team，NST）即多学科诊疗团队（multidisciplinary team, MDT）进行综合分析。

五、告知实施对象

在进行营养筛查和诊断营养不良前，要向被实施对象简要介绍 GLIM 营养不良诊断的目的和主要内容，获得其知情同意（书面同意或记录口头同意均可）。

六、实操表格

营养不良诊断是指诊断总的营养不良，包括中度和重度营养不良。患者至少符合 1 个表现型指标（表 1-13）和 1 个病因型指标（表 1-14），可诊断营养不良。当需要诊断重度营养不良时，进行 GLIM 营养不良诊断第三步，见表 1-15。

中度营养不良患病率 = 总的营养不良诊断患病率 − 重度营养不良患病率。

对某一位具体患者来说，推荐诊断营养不良或重度营养不良。

表 1-13　表现型指标及标准

指标	标准
非自主体重下降	过去 6 个月内体重下降 > 5% 或 6 个月以上体重下降 > 10%
低体重指数（BMI）	BMI < 18.5kg/m^2（伴一般情况差）

表 1-14　病因型指标及其标准

指标	标准	
食物摄入减少或营养素吸收利用障碍	摄入量≤能量需要量的 50% 超过 1 周 _____； 或摄入量 < 能量需要量超过 2 周 _____； 或存在任何导致患者吸收不足或吸收障碍的慢性胃肠道症状，如： 吞咽困难 _____ 恶心、呕吐 _____ 腹泻 _____ 便秘 _____ 腹痛 _____ 其他 _____	有关疾病，如： 短肠综合征 _____ 胰腺功能不全 _____ 减肥手术后 _____ 食管狭窄 _____ 胃轻瘫 _____ 肠梗阻 _____ 腹泻或脂肪痢 _____ 排出量较大的肠道造口患者 _____ 其他 _____
炎症	与急性疾病／损伤有关，如： 严重感染 _____ 烧伤 _____ 创伤 _____ 闭合性脑损伤 _____	慢性或反复发作的疾病，如： 恶性肿瘤（癌症）具体部位 _____，列出癌症分期 _____（如：早、中、晚、终末期），研究者具体分析此癌症，是否是疾病相关性营养不良的病因 _____ 慢性阻塞性肺病 _____ 心衰 _____ 慢性肾脏疾病 _____ 慢性肝病 _____ （具体如：肝硬化、肝源性腹水等） 类风湿性关节炎 _____
	炎症状态指标（轻度，短暂的升高不纳入）：_____ 实验室辅助指标（如：升高的 CRP，注意其他疾病也可导致 CRP 升高）：_____（填具体值）	

表 1-15　重度营养不良的评级标准

程度分级	表现型指标	评级标准
重度营养不良 （符合任一项）	体重下降	过去 6 个月内体重下降 > 10%，或 6 个月以上体重下降 > 20%
	低体重指数（BMI）	BMI < 18.5kg/m² 伴一般情况差

七、注意事项

1. 分析与急性 / 慢性疾病 / 损伤有关的病因型指标

在病因型指标中，疾病（炎症）对患者疾病转归有一定的影响，有时是持续的过程。慢性疾病或病情进展（恶化）造成患者食物摄入减少，可能导致营养状况受损。急性疾病 / 损伤导致的炎症往往存在于大手术后患者及重症患者中，影响临床结局，如严重感染、烧伤、创伤、闭合性头部损伤，可合并炎症。可导致患者营养问题的指标如发热、负氮平衡［估算方法如下。24 h 摄入氮量：蛋白质摄入量（g）/6.25，摄入氨基酸（g）/7。24 h 氮排出量：24 h 尿内尿素氮量（g）+3g］和静息能量消耗升高（用公式或者用仪器测量）等。多数慢性疾病如充血性心力衰竭、慢性阻塞性肺疾病、类风湿关节炎、慢性肾脏或肝脏疾病以及癌症等都与轻度至中度炎症有关。

2. GLIM 建议病因型指标参考 C 反应蛋白（CRP）、IL-6 等指标

C 反应蛋白是临床常用的炎症指标，也是 GLIM 病因型指标表格中炎症参考指标之一。原文指出轻度短暂的炎症不应作为病因型指标。不推荐以单项 CRP 升高作为病因型指标。近年的证据分析表明，血清白蛋白中的蛋白质血清水平不会随着营养摄入的变化而变化，更多的是肝功能的指标。

建议临床医师、护师（士）、营养师根据患者疾病进展情况和代谢改变情况进行综合判断。GLIM 标准专家团队认为，多个潜在因素促进了疾病相关营养不良（DRM）的发生。

3. 本节的 GLIM 表格在重症监护中试用

重症监护室患者应用 GLIM 标准诊断营养不良时，营养筛查也是第一步，在此基础上进行营养不良的诊断及营养不良严重程度评级。

第一步可用 NRS2002 工具或危重症营养风险评分（Nutric）。在重症监护室使用低体重指数标准存在困难，但进入重症监护病房前，患者非自主性体重下

降、食物摄入减少、吸收或利用障碍等资料均可应用。重症患者可用病因型指标及表现型指标（非自主性体重下降）进行营养不良诊断。在重症患者中应用GLIM 标准有待前瞻性临床有效性验证。

第九节 生物电阻抗分析法（BIA）

一、操作目的

使用人体成分分析仪监测患者营养状况，可对人体组成部分包括蛋白质、脂肪、水分、矿物质、肌肉等含量及分布情况进行测定，以掌握各种成分分布情况，完成患者营养评估和营养支持后效果评价。

二、用物准备

1. 物品准备：Inbody S10人体成分分析仪、酒精纱布、医疗/生活垃圾桶、快速手消毒液。

2. 患者准备：空腹2 h以上并排空大小便，女性避开月经期，佩戴心脏起搏器患者禁做。

3. 环境准备：整洁、舒适、安静、常温（20～25℃）。

4. 人员准备：仪表大方、动作轻柔。

三、操作流程

1. 提取医嘱并核对。

2. 向患者解释操作目的并评估患者：在空腹状态下检测；剧烈活动、沐浴或桑拿后不宜检测；尽量在活动量较少的上午检测；检测前维持检测姿势10 min，以便体内水分重新分布。

3. 洗手，戴口罩，准备用物。

4. 将仪器推至患者床旁，预热。

5. 双向核对。

6. 进入操作界面，在仪器上输入患者信息。

7. 患者取平卧位，四肢伸展开。用75%的酒精将患者手指和脚踝擦拭干净，将标识为"LA"的电极片套在左手，标识为"RA"的电极片套在右手，标识为"Thumb"的电极套在拇指，标识为"Middle"的电极套在中指。标识为"RL"的电极片套在右脚，标识为"LL"的电极片套在左脚。标识为"I"的部位处于脚的内侧，标识为"V"的部位处于脚的外侧。

8. 按操作界面提示进行监测。

9. 检测完毕后，关闭仪器，取下电极，感谢病人的配合，协助病人取舒适体位，整理床单。

10. 返回营养监测室，重新预热仪器，连接打印机，将结果打印好，标明病人床号、姓名并签名，将报告单交给医生，签执行医嘱。

四、注意事项

1. 正确评估患者情况、有无禁忌证，体重数据精确。

2. 严格执行查对制度。

3. 确保患者体位摆放正确。

五、相关知识链接

1. 人体成分分析主要监测哪些内容？

答：人体的脂肪、肌肉、水分、蛋白质等。

2. 人体成分分析的操作原理是什么？

答：生物电阻抗的原理。

3. 此操作的禁忌证是什么？

答：体内佩戴心脏起搏器的患者禁止监测。

4. 标识为"LA""RA"的电极片应佩戴在患者的什么部位？

答：标识为"LA"的电极片佩戴在左上肢，红色的夹在中指，黑色的夹在拇指。

5. 标识为"LL""RL"的电极片应佩戴在患者的什么部位？

答：标识为"RL"的电极片套在右脚，标识为"LL"的电极片套在左脚。标识为"I"的部位处于脚的内侧，标识为"V"的部位处于脚的外侧。

第十节 静息能量消耗测定（REE）

一、操作目的

营养支持治疗是 ICU 重症患者综合治疗中不可或缺的一部分，但是营养支持不足或过度喂养均可导致代谢并发症发生，影响患者预后。合理的营养支持以危重症患者的静息能量消耗（resting energy expenditure，REE）为前提，但 ICU 患者病情复杂多变，能量代谢紊乱，因此精准的能量代谢测定能够指导更为合理的支持方案。

二、用物准备

1. 物品准备：GE 监护仪、GE 紧凑型气道模块、采样管、洗手液。

2. 患者准备：患者处于安静状态，配合操作，气管插管机械通气。

3. 环境准备：病室安静整洁，光线充足，适宜操作。

4. 人员准备：洗手，戴口罩。

三、操作流程

1. 评估：评估机械通气吸入氧浓度，患者呼吸频率、血氧饱和度。

2. 洗手，戴口罩：采用"七步洗手法"正确洗手，戴帽子、口罩。

3. 物品准备：GE 监护仪、GE 紧凑型气道模块、采样管。

4. 解释核对：采用两种身份识别的方法（腕带、反问式）确认患者身份。

5. 启动系统，连接装置：连接电源，打开监护仪主机及显示屏开关，连接模块、气体采样管。

6. 预热、校准、测定：连接呼吸机与采样管，仪器预热 30 min，校准，连续监测 15 min。

7. 记录：护理单记录监测结果。

四、注意事项

1. 接受呼吸机辅助呼吸的患者，首先要确定患者在监测前 6~8 h 内有无接受全身麻醉和血液透析等治疗，排除影响气体交换的因素。判断氧浓度是否 < 60%，避免造成结果误差。监测前还需为患者吸痰，测量时保持吸入氧浓度不变。若呼吸机参数需要变化，应在变化 90 min 后再行测量。

2. 若患者出现疼痛或焦虑状态，应在疼痛完全缓解 1 h 后进行测量。常规护理或活动应避免与测量同时进行，减少外界对患者的刺激，以免影响监测结果。血液透析患者在透析结束 3 ~ 4 h 后再进行测量。

五、相关知识链接

1. 测定能量消耗量的测热法：生命可以被看作是一个燃烧的过程。机体的新陈代谢是通过氧化分解碳水化合物、蛋白质、脂肪和酒精这些能源物质从而产生能量的过程。这一过程消耗了氧，同时产生了二氧化碳。测量能量消耗量也就是测定能量的生成量或损失量，这一方法称为直接测热法。通过测量氧气消耗量和（或）二氧化碳生成量来测量能量生成量的方法称为间接测热法。早期的能量消耗测定都是用直接测热法，而现在能量消耗量几乎都是用间接测热法测定的。

2. 每日能量消耗包括 4 个部分：睡眠时的代谢率（SMR）、清醒时的能量消耗、食物的热效应或食物引起的能量消耗（DEE）、体力活动的能量消耗（AEE）。有时候能量消耗被分为 3 个部分：即把睡眠时的代谢率和清醒时的能量消耗合称为维持能量消耗，或基础代谢率，或静息能量消耗，作为平均每日能量消耗（ADMR）的主要组成部分。

3. 静息能量消耗（resting energy expenditure，REE）是指机体在没有骨骼肌活动的静息状态下，24 h 的能量消耗。以 kJ（kcal）/d 表示。

4. 营养支持方案应该根据实际测量的 REE 来确定营养物质的供给，并每间隔一段时间监测病人的 REE，根据病人 REE 值的变化及时对营养支持方案进行调整，做到合理营养支持。理想的营养支持方案应该按照实际测量的能量消耗来确定营养物质的供给量和供给比例，并经常监测患者的呼吸商（RQ），随时对营养支持方案进行调整，以达到进行合理营养支持的目的。

第十一节 双能 X 射线吸收法（DEXA）

一、操作目的

双能 X 射线吸收法（dual energy X-ray absorptiometry，DEXA）是根据不同能量的 X 射线通过人体组织时的衰减和吸收状况，测定人体骨骼无机盐、体脂和瘦体重含量的方法。这种方法可测得目前最精确的实际骨矿物质成分含量平均值，也是研究四肢肌肉组织的常用方法。

二、用物准备

1. 物品准备：双能 X 射线骨密度测定仪、安装应用程序的电脑、打印机、A4 纸、快速手消毒液。

2. 患者准备：知晓检查目的和配合要点，取下金属饰物。

3. 环境准备：一医一患一检查室，温湿度适宜。

4. 人员准备：操作者了解患者的出生日期、身高、体重、性别、种族等，老年女性患者的绝经年龄；了解患者右侧下肢有无外伤、手术史。

三、操作流程

1. 洗手，准备仪器开机，启动电源开关。

2. 登陆电脑端应用程序，点击"质量保证（QA）"按钮，系统状态逐项呈现绿色，提示质检通过。

3. 将质量保证（QA）模块铜片向下放置于检查台上，镭射灯"+"显示在正确位置。

4. 协助患者平卧于检查床上，保持大腿向内旋、足尖并拢。

5. 点击"测量"按钮，选择患者。

6. 录入患者信息资料（出生日期、身高、体重、性别、种族等，老年女性患者需提供绝经年龄）。

7. 选择检查部位：正位脊柱和右侧股骨，其中脊柱扫描范围选择至少≥ 4 个椎体。

8. 点击定位，将扫描臂移至患者脐下 5 cm 处开始扫描。

9. 点击定位，将扫描臂移至患者右股骨处开始扫描。

10. 检查过程中注意观察患者反应，如发现异常及时停止。

11. 数据测量结束，生成判读报告，打印审核并签名确认。

12. 选择"测量"菜单中的"扫描臂静泊位"，使机器扫描臂归位。

13. 退出电脑程序，关闭主机。

14. 执行手卫生。

四、注意事项

1. 正确评估患者病情、有无禁忌证。

2. 检查前告知患者一次完整的检查需时约 30 min，身体需暴露于 1 mrem 射线照射下。

3. 检查期间注意询问患者有无不适，如发现异常及时停止。

五、相关知识链接

简述双能 X 射线骨密度检查原理。

答：双能 X 射线吸收法（dual energy X-ray absorptiometry，DEXA）利用双能 X 线照射组织时呈现的低密度影来测定软组织组成、测量全身和局部脂肪含量、骨矿物质成分的含量及骨非矿物质成分含量。这种方法可测得目前最精确的实际骨矿物质成分含量平均值，也是研究四肢肌肉组织的常用方法。

第十二节　洼田饮水试验

一、操作目的

吞咽障碍是临床常见的症状。多种疾病可导致吞咽障碍，包括中枢神经系统疾病、颅神经病变、神经肌肉接头疾病、肌肉疾病、口咽部器质性病变、消化系统疾病、呼吸系统疾病等。神经系统疾病患者因真性、假性球麻痹，吞咽功能障碍发生率高达 50%～78%，吞咽障碍导致的吸入性肺炎死亡率高达40%～50%；危重症患者因刚拔除气管插管也会发生短暂的吞咽障碍；老年人由于机体发生生理性改变，往往伴随肌肉、神经功能减退，导致吞咽肌群协调性和神经反射功能下降，也是吞咽功能障碍发生的高危人群。

因此早期对高危人群进行吞咽功能的评估与筛查，有助于早期发现吞咽功能障碍，确定吞咽相关的危险因素，确定是否需要改变提供营养的方式，为吞咽障碍的进一步检查和诊疗提供依据。洼田饮水试验可显著降低误吸、吸入性肺炎、营养不良等的发生率，提高护理质量及患者生存质量。

二、用物准备

1. 物品准备：温水 30 ml，50 ml 注射器 1 支，饮水杯 1 个，纸巾少许，洼田饮水试验评估表 1 份。

2. 患者准备：评估患者意识及合作程度，向患者解释，取得患者配合。

3. 环境准备：环境安静整洁，光线充足，温湿度适宜。

4. 人员准备：仪表端庄，着装整齐、洗手、戴口罩。

三、操作流程

1. 仪表端庄、服装整洁，双人核对医嘱。

2. 洗手，戴口罩，核对患者床号、姓名、年龄、手腕带等，向患者及其家属解释试验的目的、意义。

3. 评估患者意识状态、病情及配合情况，神经系统疾病患者采用格拉斯哥昏迷评分量表（GCS）进行评分，GCS > 12 分的患者可以进行该试验。

4. 评估患者近期有无饮水呛咳、面瘫、流涎、吞咽延迟、体重下降，以及患者的口腔卫生情况、呼吸功能及吸氧方式等；嘱患者伸舌，观察舌部活动是否敏捷；嘱患者做空吞咽动作，观察患者咽反射、喉上抬是否灵敏。评估无禁忌证后，向患者及家属解释该试验的配合要点及注意事项。

5. 能够自理的患者，取坐位；不能自理的患者，在家属的协助下床头抬高30°，下颌部尽可能紧贴胸骨，减少误吸风险。

6. 用 50 ml 注射器抽取 30 ml 温水放入水杯中，水温应适宜，嘱患者一口喝下，观察患者有无呛咳，患者的饮水时间、声音改变等。

7. 洗手，记录患者评估结果（表 1-16，表 1-17）。根据评估结果指导患者相关注意事项，协助患者整理床单元、取舒适卧位。

表 1-16　格拉斯哥昏迷评分量表

睁眼		语言		运动	
自发睁眼	4 分	正常交谈	5 分	按吩咐动作	6 分
语言吩咐睁眼	3 分	语言错乱	4 分	对疼痛刺激定位反应	5 分
疼痛刺激睁眼	2 分	只能说出（不适当）单词	3 分	对疼痛刺激屈曲反应	4 分
无睁眼	1 分	只能发音	2 分	异常屈曲（去皮层状态）	3 分
		无发音	1 分	异常屈曲（去脑状态）	2 分
				无反映	1 分

表 1-17　洼田饮水实验分级

让患者端坐，喝下 30 ml 温开水，观察所需时间及呛咳情况：

1 级	能够顺利的 1 次咽下
2 级	分 2 次以上，能够不呛的咽下
3 级	能 1 次咽下，但有呛咳
4 级	分 2 次以上咽下，也有呛咳
5 级	全量咽下困难，频繁呛咳
评级	

评价者：
评价时间：

四、注意事项

1. 患者需意识清楚，能够按照指令完成动作，配合完成试验。

2. 不需要告诉患者正在做测试，防止患者紧张。

3. 饮水量应准确，水温应适宜。

4. 当患者饮水过程中出现呛咳、意识改变、发绀、呼吸困难等情况时，立即停止试验，给予对症处理。

5. 新入院的患者，建议在 24 h 内完成洼田饮水试验的筛查。

6. 当患者出现病情变化时，应及时给予复评，防止患者病情加重出现吞咽障碍，又未及时发现而导致误吸。

五、相关知识链接

1. 洼田饮水试验的评估结果如何解读？

答：完成洼田饮水试验后，需要对评估结果进行正确的解读及处理，如下：① Ⅰ级。正常，患者能够在 5 s 之内一次饮完，无呛咳、停顿。② Ⅱ级。一次饮完但用时 5 s 以上，或两次饮完。③ Ⅲ级。能一次咽下，但有呛咳。④Ⅳ级。两次以上喝完，有呛咳。⑤Ⅴ级。多次发生呛咳，不能将水喝完。

2. 如何依据评估结果给予正确指导？

答：Ⅰ级、Ⅱ级者，可暂经口进食，若经口进食但热量不能满足目标能量的 60%，应给予留置胃管。Ⅲ级的患者可给予：① 吞咽功能康复训练，如冰刺激、低频电刺激、鼓腮等；② 改变食物性状，如食用糊状、布丁状、泥状食物，缓慢吞咽，避免误吸；③ 每次进食时，食物盛满不超过勺子的三分之一，放置于患者健侧舌部，嘱患者低头，下颌贴近胸骨，做点头样的吞咽动作，减少误吸的发生。Ⅳ级以上的患者建议尽早留置胃管给予管饲营养。

第十三节　容积－黏度吞咽测试（V-VST）

一、操作目的

急性脑卒中后吞咽障碍的发生率达 37% ~ 78%。尽管部分患者吞咽困难可在卒中后 1 个月内恢复，但是卒中早期的吞咽障碍将使患者发生误吸及肺炎的风险明显提高，减少患者经口进食的量，易导致患者脱水、电解质紊乱及营养不良，增加卒中患者的死亡率和不良预后。卒中后吞咽障碍是营养不良的独立危险因素。早期吞咽障碍筛查可降低肺炎发生的风险，减少致死性并发症。容积－黏度吞咽测试（volume-viscosity swallowing test，V-VST）作为一种筛查方法，通过给予患者不同黏度及体积的食物，来评估吞咽的安全性和有效性，识别存在吞咽障碍危险因素的患者，评估患者摄取使其营养和水合状态良好所需热量、营养和水分的能力，同时评估患者摄食期间避免呼吸道并发症（喉部渗透和吸入）风险的能力。

二、用物准备

1. 物品准备：糖浆稠度液体、布丁稠度半固体、蛋羹（蜂蜜）稠度液体若干，温水若干，5 ml、10 ml、20 ml 注射器各 1 支，饮水杯 1 个，纸巾少许，血氧指套 1 个，V-VST 评估表 1 份。

2. 患者准备：评估患者意识及合作程度，向患者解释，取得患者配合。

3. 环境准备：环境安静整洁，光线充足，温湿度适宜。

4. 人员准备：仪表端庄，着装整齐、洗手、戴口罩

三、操作流程

1. 仪表端庄，服装整洁，双人核对医嘱。

2. 洗手，戴口罩，核对患者床号、姓名、年龄、手腕带等，向患者及家属解释试验的目的、意义。

3. 评估患者意识状态、病情及配合情况，神经系统疾病患者采用格拉斯哥昏迷评分量表（GCS）进行评分，GCS > 12 分的患者可以进行该试验。

4. 评估患者近期有无饮水呛咳、面瘫、流涎、吞咽延迟、体重下降，以及口腔卫生情况、呼吸功能及吸氧方式等；嘱患者伸舌，观察舌部活动是否敏捷；

嘱患者做空吞咽动作，观察患者咽反射、喉上抬是否灵敏。评估无禁忌证后，向患者及家属解释该试验的配合要点及注意事项。

5. 能够自理的患者，取坐位；不能自理的患者，在家属的协助下将床头抬高30°，下颌部尽可能紧贴胸骨，减少误吸风险。

6. 开始时让患者吞咽5 ml糖浆稠度液体，如吞咽过程安全，则依次吞咽10 ml、20 ml糖浆稠度液体；如存在吞咽安全问题如呛咳等，则直接进入吞咽5 ml布丁稠度半固体环节。

7. 如糖浆稠度液体安全吞咽，则让患者依次吞咽5 ml、10 ml、20 ml水，观察吞咽过程，在分别吞咽3种不同体积水时，一旦出现吞咽障碍安全性问题，则需停止吞咽水，进行布丁稠度半固体吞咽评估环节；如吞咽安全，同样也需进行下一步。

8. 让患者依次吞咽5 ml、10 ml、20 ml布丁稠度半固体，观察吞咽过程，在分别吞咽3种不同体积布丁稠度半固体时，一旦出现吞咽障碍安全性问题，则需停止吞咽并结束试验；如吞咽安全则结束试验。

9. 吞咽糖浆稠度液体出现安全性问题的患者，在安全吞咽布丁稠度半固体后，建议吞咽不同体积（5 ml、10 ml、20 ml）的蛋羹（蜂蜜）稠度液体，评估安全性及有效性。

10. 洗手，记录患者评估结果（表1-18）。依据评估结果指导患者相关注意事项，协助患者整理床单元，取舒适卧位。

表1-18 格拉斯哥昏迷评分量表

睁眼		语言		运动	
自发睁眼	4分	正常交谈	5分	按吩咐动作	6分
语言吩咐睁眼	3分	语言错乱	4分	对疼痛刺激定位反应	5分
疼痛刺激睁眼	2分	只能说出（不适当）单词	3分	对疼痛刺激屈曲反应	4分
无睁眼	1分	只能发音	2分	异常屈曲（去皮层状态）	3分
		无发音	1分	异常屈曲（去脑状态）	2分
				无反映	1分

姓名：　　　　　　　　　　　　　　　　　　年龄：　　　日期：

不同稠度		糖浆稠度液体			液体－水			布丁稠度		
不同容积		5 ml	10 ml	20 ml	5 ml	10 ml	20 ml	5 ml	10 ml	20 ml
安全性受损相关指标	咳嗽	—	—	—	—	+	/	—	—	—
	音质改变	—	—	—	—	+	/	—	—	—
	血氧饱和度下降	—	—	—	—	—	/	—	—	—
有效性受损相关指标	唇部闭合	—	—	—	—	—	/	—	—	—
	口腔残留	—	—	—	—	—	/	—	—	—
	分次吞咽	—	—	—	—	—	/	—	—	—
	咽部残留	—	—	—	—	—	/	—	—	—

■ 最终评估：该患者患有口咽吞咽障碍，伴随吞咽安全性受损。
■ 饮食建议：推荐方案，高容积（20 ml），糖浆稠度液体。

稠度：　　液体—水　　　　□　　　　容积　　低　　　□
　　　　　糖浆稠度　　　　☒　　　　　　　中　　　□
　　　　　布丁状稠度半固体　□　　　　　　高　　　☒

四、注意事项

1. V-VST 评估应由培训后的专业人员进行。

2. 评估所用的食物，黏度、量应统一，必要时选用增稠剂以达到准确评估效果。

3. 应按照食物不同黏度的顺序进行评估，从糖浆稠度液体开始。

4. 当患者出现呛咳等不适反应时，应立即调整食物黏度，防止发生误吸。

5. 评估结束后，应充分解读评估结果，给予指导。

五、相关知识链接

1. 如何解读 V-VST 的评估结果并进行饮食指导？

答：（1）不伴安全性/有效性受损。如吞咽过程中未出现安全性/有效性受损相关指征，则 V-VST 测试的结果是阴性的。常见的安全性受损指标为咳嗽、音质改变、血氧饱和度下降；有效性受损的指标为唇部闭合、口腔残留、分次吞咽、咽部残留。

（2）伴有有效性受损，不伴安全性受损。如吞咽过程中未出现安全性受损相关指征，但有有效性受损相关指征，这可能影响患者的营养和补水状况，评估结果为：该患者患有口咽性吞咽障碍。饮食指导原则：在保证患者吞咽过程不出现有效性问题的前提下，最佳方案是选择最低稠度和最大体积的液体。

（3）伴有安全性受损（伴/不伴有效性受损）。如吞咽过程中出现任何安全性受损相关指征，伴或不伴相关有效性问题，评估结果为：该患者患有口咽性吞咽障碍。吞咽过程的安全性下降提示该患者可能已经发生误吸。饮食指导原则：最安全的摄取液体体积和稠度相当于患者能够安全吞咽时液体的体积和稠度。在安全性一致的前提下，须优先考虑尽可能大的体积，以保证吞咽有效性和维持患者优选的稠度。

2. V-VST 评估流程是什么？如何记录？

答：为了更加方便医护人员记忆及操作，梳理了 V-VST 操作流程图，并列出了相关记录表，医护人员可依据各类患者实际情况进行增添与修改。

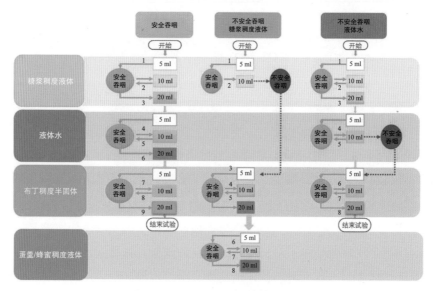

图 1-13-1 V-VST 评估流程指引

表 1-19 V-VST 记录表

不同稠度		糖浆稠度液体			液体（水）			布丁状稠度			蛋羹（蜂蜜）稠度		
不同体积		5 ml	10 ml	20 ml	5 ml	10 ml	20 ml	5 ml	10 ml	20 ml	5 ml	10 ml	20 ml
安全性受损相关指标	咳嗽												
	音质改变												
	血氧饱和度下降												
有效性受损相关指标	唇部闭合												
	口腔残留												
	分次吞咽												
	咽部残留												

第二章　肠内营养置管相关操作

第一节　鼻　饲

一、操作目的

对不能经口进食的患者，从鼻胃管/鼻肠管予以营养补充，保证患者摄入足够的营养、水分和药物，以利于患者早期康复。

二、用物准备

1. 备齐用物，放置合理：治疗车、治疗盘、治疗碗、消毒胃管、镊子、弯盘、20/50 ml 无菌注射器、纱布数块、石蜡油、棉签、胶布（"人"字形或"工"字形）、治疗巾、压舌板、听诊器、温开水、温度计、鼻饲液（温度 38~40℃），必要时备夹子、别针。

2. 患者准备：评估患者意识及合作程度，向患者解释，取得患者配合。

3. 环境准备：环境安静整洁，光线充足，温湿度适宜。

4. 人员准备：仪表端庄，着装整齐，洗手，戴口罩。

三、操作流程

1. 仪表端庄，服装整洁，双人核对医嘱。

2. 核对患者，向患者解释操作目的。

3. 选择适当体位：保持床头抬高 30°~45°，禁忌证除外。

4. 颌下铺治疗巾，放弯盘于方便取用处。

5. 清洁插管侧鼻腔。

6. 检查胃管，测量长度（鼻尖→耳垂→剑突或者发际→剑突，有误吸、反流风险的患者，推荐鼻肠管喂养），见图 2-1-1。

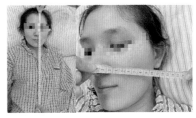

图 2-1-1

7. 润滑胃管前端 15~20 cm。

8. 插鼻胃管：将导管插入一侧鼻孔，水平推进。如果遇到阻力，则应使用对侧鼻孔，手法正确。

9. 清醒及昏迷者插管至咽喉部的不同处理方法正确：对于清醒患者，当导管到达鼻咽后部时，利用吞咽机制来帮助导管进入食管，然后进入胃腔；对于昏迷患者，协助调整头位，使下颌贴近胸骨柄，增加咽部的弧度而利于鼻胃管插入；插管过程中患者出现呛咳、呼吸困难、发绀时应立即拔出，休息片刻重插。

10. 验证鼻胃管在胃内：首选抽取胃液判断鼻胃管的位置，检测胃液 pH 值，pH 值 ≤ 4 即可判断鼻胃管在胃内；若服用抑酸药物，可将 pH ≤ 6 作为判断鼻胃管在胃内的临界值；若无法抽取到胃液，采用气过水声方法联合末端气泡法判断鼻胃管尖端位置；仍无法判断者，必须进行 X 光检测，X 线检测是金标准。

11. 固定：清洁鼻尖、双侧鼻翼及同侧脸颊部皮肤；检查导管刻度，顺导管弧度理顺导管，采用"人"字形固定法或"工"字形固定法，再顺导管弧度，用胶带以"高举平抬法"在脸颊处二次固定导管，避免导管压迫引起压疮，见图 2-1-2。

12. 标识胃管及置管时间、置入深度（图 2-1-3）。

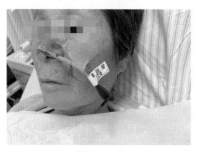
图 2-1-2

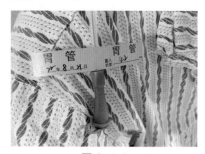
图 2-1-3

13. 鼻饲：持续鼻饲患者，每 4h 评估一次鼻胃管位置，分次鼻饲，每次喂养前评估鼻胃管位置，检查胃管是否在胃内，有无胃潴留。

14. 准备肠内营养液：核对肠内营养液，在营养液外包装、肠内营养输注泵管或泵袋粘贴"非静脉用液体"标识，挂于输液架上，同时悬挂"鼻饲"标识牌。

15. 鼻饲顺序正确：温开水（20 ml）→鼻饲液→温开水（20 ml），动作熟练，鼻饲过程中观察患者反应。

16. 以酒精棉片擦拭喂养管接口处，接头处保持清洁。

17. 管喂饮食的种类和质量符合病情要求。

18. 实施肠内营养常用的两种方法：分次注射器推注法（每次推注 250～400 ml，不超过 400 ml 或遵医嘱执行）和肠内营养泵持续输注法。

19. 使用营养液前充分摇匀，合理控制输注量、速度和浓度。初次使用时，起始速度为 20 ml/h，如无不良反应，逐渐加快速度直至患者耐受速率，建议最大速度不超过 120 ml/h。

20. 负压脉冲式冲管：输注过程中应每 4 h 或更换不同类型营养液时进行冲管，冲洗前了解管道通畅情况；冲洗时轻轻回抽 1 或 2 次，使注射器及导管内产生负压，采用脉冲式方法向管内注入 20 ml 温开水；冲洗过程中发现管道内有肠内营养块状或絮状物应及时抽出并丢弃，保持鼻胃（肠）管通畅。

21. 评估胃肠道耐受情况：肠内营养液输注过程中，观察患者有无恶心、呕吐、腹胀、腹痛等不适；如出现不适，应减慢输注速度，或遵医嘱暂停输注。

22. 营养液输注管道及冲洗注射器应每 24 h 更换，并注明更换日期。

23. 观察患者有无呛咳、呼吸急促或咳出类似营养液的痰液等误吸表现，如有应立即停止输注，汇报医生处理。

24. 安置患者，鼻饲结束后保持半卧位 30 ~ 60 min，核对并询问患者感受。

25. 拔管：操作者戴清洁手套，嘱患者屏住呼吸，拔除导管，检查导管完整性。

26. 安置患者，整理用物，洗手，记录插（拔）管、患者进食及饮食知识指导等情况。

四、注意事项

1. 留置胃管的患者应做好口腔护理，2 次/d。

2. 胃管应按需更换。

五、相关知识概念

1. 鼻饲体位禁忌证：生命体征不平稳，如血压不稳定、休克患者，脊柱骨折患者（脊柱保持在同一轴线上）、腹部器官移植或大血管移植，骨盆骨折（尤其是骨盆后环骨折）等，或遵医嘱执行。

2. 喂养过程中的鼻胃管位置评估方法：标记体外鼻胃管长度，注意观察有无长度改变；观察患者主诉、有无恶心、呕吐、呛咳反应等。发生明显长度改变或出现上述症状时，建议暂停喂养，及时汇报医生进行处理。

第二节　DSA 下三腔喂养管置入

一、操作目的

DSA 透视下的三腔喂养管置入技术，即借鉴腔道内导丝引导置入导管技巧，通过导丝引导调整营养管位置与前行方向，将营养管经鼻置入到空肠，起到同时行胃肠减压和空肠内输注肠内营养的作用。

二、用物准备

1. 物品准备：三腔喂养管、导丝、注射器、碘对比剂、生理盐水、注射器、液状石蜡、纱布、导管固定贴。

2. 患者准备：评估患者意识及合作程度，向患者解释置管目的，取得患者配合。

3. 环境准备：环境安静整洁，光线充足，温湿度适宜。

4. 人员准备：仪表端庄，着装整齐，洗手，戴口罩。

三、操作流程

1. 准备物品。

2. 将各类物品置于操作台上，润滑导丝。

3. 指导患者仰卧于床上，头偏向右侧。

4. 医生在 DSA 下参照消化道的解剖结构和营养管显影走形，在导丝引导下置入喂养管，并注入造影剂确认导管前端位置（图 2-2-1）。

5. 采用交叉分织法 + 高举平台法将导管固定在鼻翼和面部，分别粘贴导管标识（图 2-2-2）。

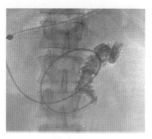　　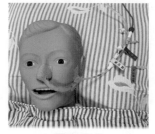

图 2-2-1　　　　　　　　　　图 2-2-2

6. 向压力调节腔内注入 20 ml 气体，以防止导管附着胃壁。

7. 连接负压引流袋至减压腔行胃肠减压。

8. 连接肠内营养输注管至喂养腔行肠内营养治疗（图 2-2-3）。

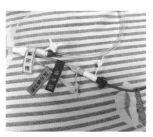

图 2-2-3

四、注意事项

1. 置管前充分评估患者躯体功能状态，纠正心肺疾患和水电解质失衡状态，提高手术耐受性。

2. 置管前教会患者有效的吞咽动作，置管时以取得患者最大程度的配合。

3. 置管过程中多数患者会出现恶心、呕吐反应，尤其是有胃潴留的患者，对于存在意识障碍的患者要防止发生呕吐后误吸窒息。

4. 三腔喂养管较普通管路复杂，护理人员要明确各种管腔的作用和位置，做好标识，妥善固定。

5. 正确使用压力调节腔，当减压腔连接负压引流袋时，应打开负压调节孔，可阻止减压腔末端附着在胃壁上，利于引流；当减压腔行重力引流时，应关闭负压调节孔，否则容易导致胃液倒流至压力调节腔，使管腔堵塞。

6. 三腔喂养管管径较细，输注肠内营养时容易堵塞，应加强冲管。

五、相关知识链接

1. 简述三腔喂养管的临床应用指征。

答：三腔喂养管可用于重症急性胰腺炎、胃癌、食管癌、肝门部胆管癌、胰十二指肠切除术后、复杂性上消化道内镜黏膜下剥离术后等需要行空肠营养合并胃肠减压的患者。

2. 三腔喂养管的结构如何？

答：三腔喂养管结构包括减压腔、压力调节腔、喂养腔，总长度 150 cm。其中减压腔和压力调节腔放置在胃内，长约 95 cm，减压腔远端有 5 个并排侧孔，用于胃肠减压；喂养腔末端位于空肠，末端有 5 个侧孔，用于通过营养液。

第三节　鼻肠管盲插置管

一、操作目的

建立肠内营养通道。

二、用物准备

1. 物品准备：胃管、纱布、50 ml 注射器、听诊器、检查手套、250 ml 生理盐水、治疗碗、pH 试纸、温开水、棉签、手电筒、鼻贴、弯盘、治疗巾、洗手液、医疗及生活垃圾桶。

2. 患者准备：取合适体位，抬高床头至少 30°，将患者置右侧卧位。

3. 环境准备：温度适宜，保护患者隐私。

4. 人员准备：具备肠内营养置管资格；着装规范，仪表大方，态度和蔼；洗手，戴口罩。

三、操作流程

1. 评估：

（1）评估患者年龄、性别、病情、活动能力、病情（适应证），有无插胃管禁忌证。

（2）评估患者心理状态、自理能力与合作程度。

（3）评估患者吞咽能力、鼻腔状况。

（4）评估患者有无鼻中隔歪曲或骨折，鼻黏膜有无破损。

（5）评估患者及家属对鼻肠管置入的知晓程度。

（6）询问患者喜欢哪个鼻孔置管或哪个鼻孔更容易呼吸。

2. 人员与用物准备。

3. 向患者解释盲置空肠管的目的、方法，取得患者的配合。

4. 给患者静脉慢速推注 10 mg 胃复安，10 min 后开始置管。

5. 取合适体位，抬高床头至少 30°，将患者置右侧卧位。

6. 洗手，戴手套。

7. 铺治疗巾于患者下颌，颌下置弯盘于颊旁。

8. 清洁患者鼻腔。

9. 拆开鼻肠管的包装，装入导丝。

10. 预测量管道进入胃的长度：从患者的鼻尖到耳垂再到胸骨剑突下缘的长度（图 2-3-1）。

11. 使用 200 ml 生理盐水浸泡导管及尖端，以激活水活性润滑剂。

12. 将管通过鼻孔尖后方导入，旨在使鼻中隔和硬腭上表面平行，使管道进入鼻咽部（图 2-3-2）。

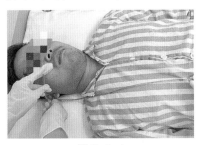

图 2-3-1

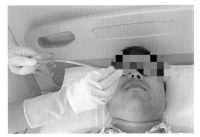

图 2-3-2

13. 轻轻弯曲患者的颈部让营养管尖端自然通过（图 2-3-3）。

14. 一旦营养管进入鼻咽部，可以让患者少量喝水或做吞咽动作以辅助管道置入（图 2-3-4）。

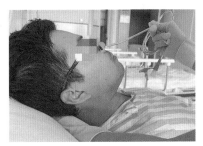

图 2-3-3

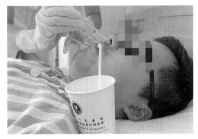

图 2-3-4

15. 当病人吞咽时，轻柔、快速地送管道进入患者胃内，直至达到预测量的长度。

16. 确认营养管已经置入胃内：置管长度 65 cm 左右时听气过水声或者抽取胃液测定 pH 值。

17. 以每次 1~2 cm 的速度向前缓慢、轻柔推进营养管，一旦感觉到阻碍马上往回撤营养管，直至将营养管再推进 15 cm 左右，检查导管路径。

18. 继续慢速推进营养管。

19. 如果感觉管道弹起同时阻力明显变小，提示管端在胃腔内盘绕，向后慢速回撤营养管，每次 5 cm，直到感觉导丝能够在管道内自由移动。

20. 营养管位置的最后确认：

（1）如果有不超过 5 ~ 10 ml 金黄色分泌物，说明营养管很可能进入小肠，此时分泌物 pH 在 6 ~ 7 之间。

（2）如果不含有分泌物，向管内注入 10 ml 空气，若有回抽阻碍，可以确定营养管已进入小肠。

（3）向管道内注入 10 ml 生理盐水，如果易回抽液体少于 5 ml，可以确定营养管已进入小肠。

21. 拔除导丝。

22. 通过胸部或腹部 X 光片确定营养管是否在幽门后（即使导丝已拔除，营养管仍然可以在 X 光下清晰显影），见图 2-3-5。

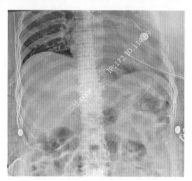

图 2-3-5

23. 确认置管成功，将营养管固定在患者面部。

24. 洗手，记录药品的名称、剂量、途径、给药时间及患者反应，护士签名。

25. 终末处理：医疗、生活垃圾分类放置。

四、注意事项

1. 不能抬高床头 30° 或不能置右侧卧位均不是置管禁忌证。

2. 咳嗽或窒息可能表明营养管置入气管。如果怀疑置入气管，移除管道，当患者适应后再重新置管。

3. 拔出导丝时，鼻肠管头端两圈半螺旋锚定在肠壁褶皱处，减少移位。

五、相关知识链接

1. 简述胃十二指肠解剖及生理相关知识。

（1）胃的解剖：由贲门、胃底、胃体、幽门组成，长约 20 cm，胃底内含吞咽时进入的空气，约 50 ml，幽门位于第 1 腰椎右侧，幽门管长约 2～3 cm，幽门括约肌节律性开放。

（2）胃的形态：胃呈弯曲囊状，因人的体型和肌张力不同而异，分为牛角型、中间型、瀑布型及无力型等。鼻肠管留置后根据胃的不同形态而有不同的走行。

（3）十二指肠：由球部、降部、水平部、升部组成，长约 25 cm，形状呈"C"形。难通过点：幽门、球部、十二指肠空肠曲（位于第 2 腰椎左侧）。

（4）胃运动的主要形式：

① 紧张性收缩：胃壁平滑肌经常保持一定程度的紧张性收缩。

② 容受性舒张：食物刺激口、咽部感受器，反射性引起胃平滑肌舒张，胃容积增大的过程。

③ 蠕动：食物进入胃 5 min 后出现；由胃的中部开始到达幽门需 1 min；频率为 3 次 /min

（5）胃排空及控制：胃排空是指食物由胃排入十二指肠的过程，其动力主要来源于胃运动和食物。

食物进入胃 —→ 幽门括约肌舒张 —→ 胃内压＞十二指肠内压 —→ 进入十二指肠

（6）影响胃排空的因素：

① 食物的理化性质：糖排空速度＞蛋白质排空速度＞脂肪排空速度，稀、细、等渗的食物排空快（反之则慢）。

② 胃内因素促进胃排空：

食物机械刺激胃 ————迷走—迷走反射————→ 胃运动增强

食物化学刺激胃 —→ G 细胞分泌促胃液素

③ 病人自身情况的因素：年龄 ≥ 60 岁，APACHE Ⅱ ≥ 20 分，GCS 评分 ≤ 8 分，高危疾病，长期卧床，冰毯降温，机械通气，镇静镇痛，NE 实施不当，腹内高压，血糖升高 > 11.1 mmol/L，血清蛋白 < 30 g/L，低钾血症等。

2. 鼻肠管盲插置管的适应证与禁忌证有哪些？

答：详见表 2-1。

表 2-1　鼻肠管盲插置管

适应证	相对禁忌证	绝对禁忌证
长期卧床， 吞咽功能障碍， 人工气道患者的反流、误吸， 重症患者胃肠功能紊乱， 重症胰腺炎， 意识障碍	盲插情况下，异位风险高者，如鼻/咽喉/口腔肿瘤或相关疾病，气管、食管瘘； 盲插情况下，黏膜损伤及出血风险高者，如食管、胃底静脉曲张，近期行食道、胃、十二指肠等部位的消化道手术，食管梗阻，消化道出血等	禁止管饲营养的患者； 小肠运动障碍，小肠吸收不良（肠梗阻、肠道出血/穿孔/坏死等）； 未明确诊断的颅底骨折及头面部骨折等

3. 鼻肠管盲插置管的并发症有哪些？

答：鼻腔、食道、胃等出血；导管误入气道后导致感染、气胸等；消化道穿孔；患者意识清晰或意识改变。

4. 简述鼻肠管盲插置管过程中取右侧卧位的原因。

答：（1）当患者取平卧位时，胃的解剖形态导致导管持续进入会碰到胃大弯，此时置管遇到阻力，如果盲目加力置管容易造成胃内盘曲；

（2）当患者取右侧卧位时，幽门处于最低点，导管持续进入时不易受到阻力，容易到达幽门口附近。

5. 如何提高鼻肠管盲插置管成功率？

答：建议采取五部听诊法，更好地判断管道的位置。45 cm 在胃底听诊，60 cm 在胃窦部听诊，70 cm 到十二指肠球部（右上方）听诊，80 cm 到达十二指肠水平段（下腹，在第 2、第 3 腰椎），90 cm 到达空肠（左下腹）。

6. 置管过程中如何标记管长度？

答：第一标记点，测量患者发际到剑突（鼻尖—耳垂—剑突）的长度，在距离管头端该长度处标记。第二标记点在距离第一标记点 25 cm 处。第三标记点在距离第二标记点 25 cm 处。

7. 简述鼻肠管定位判断方法。

答：（1）导丝验证。拔出导丝过程顺利，外观上无明显折痕。

（2）真空验证。注入 20 ml 水快速回抽，回抽量 < 5 ml，有明显负压感。

（3）pH 验证。监测回抽液 pH，肠液 pH > 7，胃液 pH < 5，肠液呈金黄清澄透亮状。

（4）听诊声音（区分气过水音及气过肠音，增加听诊区）。胃部为气过水音——气泡音，有延长。肠段为气过肠音——气冲击肠壁的声音，短而干脆。

（5）注气触诊验证法。双手张开放在患者腹部，另一人快速注入气体15 ml，感知管端出气点，适用于体型中等或偏瘦患者。

8. 何为鼻肠管定位判断金标准？

答：腹部平片。

9. 鼻肠管置管 X 线评分标准：

答：详见表 2-2。

表2-2　鼻肠管置管 X 线评分

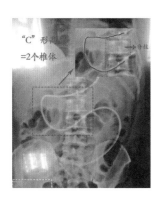

编号	评分项		分值
1	"C" 形		1 分
2	"C" 形高度	＞2 个椎体	2 分
3		1～2 个椎体	3 分
4	管头位于胃轮廓之外		4 分
5	显示十二指肠空曲		5 分
总分≥5 分，判定置管成功			

第四节　超声引导下留置鼻肠管

一、操作目的

1. 超声引导下的鼻肠管置管可以在可视状态下观察鼻肠管导管头端的位置，提高置管成功率。

2. 为不能进行胃喂养的患者提供营养支持，减少喂养不耐受引起的喂养中断。

3. 床旁超声的应用，可避免危重患者外出置管的风险，减少射线损伤。

二、用物准备

1. 物品准备：医嘱单、鼻空肠营养管 1 根、超声机、耦合剂、听诊器、负压吸引器（备用）、50 ml 空针 1 个、500 ml 灭菌注射用水 1 瓶、无菌手套、无菌治疗巾、胶布、导管标签、压舌板、洗手液、消毒湿巾、手电筒、75% 酒精；检查用物的有效期，确保物品处于备用状态。

2. 患者准备：患者处于安静状态，配合操作，必要时给予镇静。

3. 环境准备：病室安静整洁，光线充足，适宜操作，关闭门窗（或拉上窗帘），请无关人员回避，保护患者隐私。

4. 人员准备：医生负责床旁超声检查，医护共同确认超声征象变化；护士衣帽整洁，洗手，戴口罩，负责放置鼻肠管。

三、操作流程

1. 评估：检查患者鼻腔，判断有无鼻腔置管禁忌。

2. 洗手戴口罩："七步洗手法"正确洗手，戴帽子、口罩。

3. 准备用物。

4. 解释核对：采用两种身份识别的方法（腕带、反问式）确认患者身份。

5. 胃肠道准备：无禁忌置管前 15 min 遵医嘱给予甲氧氯普胺 10 mg 肌内注射。

6. 体位准备：病情允许时，协助患者取右侧卧位（30°～45°），有胃管者行胃肠减压，减少胃肠胀气。

7. 清洁鼻腔：用棉签蘸水清洁双侧鼻腔，选定置管侧鼻腔。

8. 润滑鼻肠管：戴无菌手套，以灭菌用水润滑鼻肠管。

9. 铺巾：在患者胸前区铺无菌治疗巾。

10. 食道超声：医生应用高频线阵超声探头在患者颈部甲状腺区扫查，显示食管水平横切面图像，食管、气管、颈动脉三者呈倒三角形（图2-4-1）。

11. 鼻肠管置管：鼻肠管经患者鼻腔缓慢插入。鼻肠管送入15~20 cm时嘱患者做吞咽动作，对意识不清者可刺激其咽部，患者吞咽时迅速将导管置入食管（病情允许时可托起患者头部，使下颌靠近胸骨柄，然后送管）。鼻肠管送入20~25 cm时注入10 ml空气，食管动态超声可见食道充气征，静态图像可见双轨征（图2-4-2）。

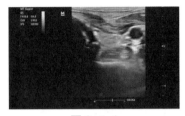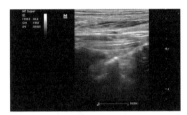

图2-4-1   图2-4-2

12. 胃窦横切面：凸阵探头纵向置于剑突下的正中线，探头标记点指向头部，超声探查胃窦，获取胃窦横切面图像（图2-4-3）。

13. 胃窦纵切面：探头逆时针旋转90°以获取胃窦纵切面图像，观察胃窦充盈情况（图2-4-4）。

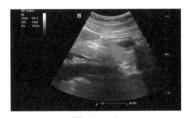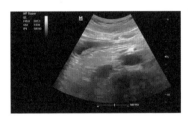

图2-4-3   图2-4-4

14. 胃窦渐进式注水试验：鼻肠管下至50~60 cm时，注入20 ml空气，听诊有气过水声，确认进入胃腔。胃体超声检查可见双轨征（图2-4-5），注水试验可见云雾征。鼻肠管注入60~70 cm时。导管末端位置靠近胃窦，继续缓慢匀速推送鼻肠管，可注水10 ml，判断鼻肠管走向，在胃窦纵切面观察云雾征的位置、大小、方向。

15. 鼻肠管至幽门：云雾征在患者左侧出现并向右扩散时，超声提示鼻肠管尖端到达胃窦（图 2-4-6），继续缓慢匀速推送鼻肠管至 75～85 cm，快速注水 10 ml 于胰头右侧可见云雾征，提示导管通过幽门。

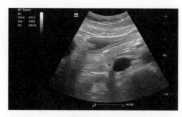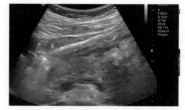

图 2-4-5   图 2-4-6

16. 鼻肠管至十二指肠：继续缓慢匀速推送鼻肠管至 95～110 cm，于脐上探查十二指肠水平部，图像可见四眼征、双轨征，提示鼻肠管置入十二指肠（图 2-4-7）。

17. 拍腹部 X 线片：胶布初步固定，防止导管脱出，床旁拍腹部 X 线片确定鼻肠管尖端位置（图 2-4-8）。

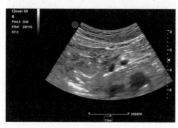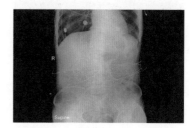

图 2-4-7   图 2-4-8

18. 撤导丝：注入 20 ml 灭菌用水后缓慢撤离导丝后脱手套。双重固定鼻导管，导管标识标记置管时间及深度。

19. 观察宣教。告知患者鼻肠管的重要性，交代注意事项，妥善安置患者。

20. 终末处置

（1）一次性医疗物品入感染性垃圾桶。

（2）75% 酒精擦拭消毒手电筒、听诊器、超声机表面。

（3）超声探头选用不含酒精的消毒湿巾擦拭消毒。

21. 洗手："七步洗手法"洗手。

22. 记录

（1）填写超声机使用登记本。

（2）临时医嘱执行签名。

（3）护理单记录鼻肠管置管时间、型号、深度、患者反应。

四、注意事项

1. 护士置管应动作熟练、轻柔，遇阻力须分析原因，避免暴力置管。

2. 置管过程中患者出现呛咳、发绀应立即拔出，休息片刻再行置管。

3. 置管过程中观察生命体征变化，关注患者主诉。

4. 置管过程中多次注气、注水，易引起患者腹胀，注水大于 200 ml 时应给予胃肠减压。

5. 超声引导医生必须经中国重症超声研究组规范化培训并取得合格证书。

6. X 线检查是判断鼻肠管位置的金标准，导管尖端置入十二指肠升部或空肠提示置管成功。

7. 鼻肠管给予双重固定，防止脱管。

8. 超声探头避免使用酒精消毒，避免摔碰。

五、相关知识链接

1. 超声引导下留置鼻肠管的适应证有哪些？

答：各种有经胃喂养禁忌（如胃瘫、急性胰腺炎等）的患者；有反流或高误吸风险者，俯卧位等。

2. 超声引导下留置鼻肠管的禁忌证还有哪些？

答：近期消化道手术者，气管、食管瘘者，颅底骨折者，消化道出血者或有出血倾向者，肠道吸收障碍者，肠梗阻者，急腹症者，其他胃肠道结构改变者等。

3. 各指南对于肠内营养喂养途径是如何推荐的？

答：欧洲肠外肠内营养学会（ESPEN）2018 年版《危重症营养支持治疗指南》提出鼻胃管应作为初始肠内营养支持治疗的标准途径，但是对于不能耐受经鼻胃管喂养且应用促胃肠动力药物无效的患者，建议行幽门后喂养；对于存在高误吸风险的患者，可考虑行幽门后喂养，多采用空肠置管。

4. 如何选择鼻肠管？

答：推荐选择带导丝的亲水材料导管，灭菌用水浸润后可减少与鼻腔的摩擦，减轻患者痛苦。

第五节　电磁定位导航仪引导下鼻肠管置管

一、操作目的

使用电磁定位导航系统在床边为病人放置鼻肠管，建立幽门后喂养途径，为患者实施肠内营养提供安全、简便的置管方法。

二、用物准备

1. 物品准备：肠内营养管放置系统（包括电磁传感器、接收器、电脑显示屏、肠内营养管感应导丝）、10 FR 规格长度 140 cm 且表面带水活性涂层的单腔营养管、生理盐水 100 ml、甲氧氯普安 10 mg、无菌手套、2 ml 注射器、20 ml 注射器、碘伏、纱布、鼻贴。

2. 患者准备：清洗鼻面部皮肤，取平卧位，保持安静状态。

3. 环境准备：整洁、舒适、安静、常温（20～25℃）。

4. 人员准备：仪表大方，动作轻柔。

三、操作流程

1. 医生家属签字（了解是否存在置管禁忌证）。

2. 评估、核对，向患者解释操作目的以取得配合。

3. 洗手，戴口罩，准备用物。

4. 遵医嘱肌注甲氧氯普安 10 mg，等待 30 min 后置管。

5. 再次双向核对。

6. 将仪器安置在患者床边，连接电源，开机预热。

7. 将生理盐水倒入弯盘内，浸泡鼻肠管，空针预充管腔，检查导管是否通畅。

8. 将感应导丝置入鼻肠管内，远端连接电磁导航仪，并将体外接收器安置在病人剑突下（图 2-5-1）。

9. 输入患者 ID、姓名等一般资料。

10. 将鼻肠管经一侧鼻腔置入，嘱患者做吞咽动作，当到达胃腔（送入 45～55 cm）后，每次 1～2 cm，缓慢、轻柔推进，过幽门时可能有一定阻力，可拔出

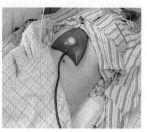

图 2-5-1

导管少许，再缓慢推入，在导航系统监视下，将鼻肠管送至十二指肠或空肠上段。

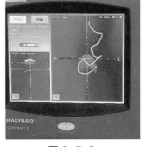

11. 参考显示屏上的导管行动轨迹，确定到达目标位置后，退出导丝（图 2-5-2）。

12. 妥善固定导管，安慰患者。

13. 洗手，记录，终末处理。

图 2-5-2

四、注意事项

1. 置管前准确评估有无置管禁忌证，置管过程中观察患者一般生命体征。

2. 随病人呼吸缓慢进管，通常进管超过 75 cm 后，可有一种突破感，说明已过幽门，可继续轻柔推进。

3. 正常如遇阻力明显增加，不应盲目用力进管。

4. 置管困难可辅助使用注水法、注气法、双导丝法等。

五、相关知识链接

1. 确认导管位置的方法有哪些？

答：（1）注水回抽法：向管道内注入 10 ml 生理盐水，如果易回抽液体少于 5 ml，可能进入小肠。（存在争议）

（2）听诊法：左上腹（胃腔）→右腹（过幽门）→左下腹（十二指肠或空肠）。（存在争议）

（3）抽取肠液法：抽出金黄色液体，如 pH > 6 可能进入肠内。（存在争议）

（4）导航仪定位法。

（5）腹部平片（金标准）。

2. 肠液是酸性的还是碱性的？

答：碱性。

3. 上消化道由哪些部分组成？

答：口腔、咽喉、食管、胃、十二指肠。

4. 下消化道由哪些部分组成？

答：空肠、回肠、大肠。

5. 大肠的长度是多少？

答：约 1.5 m。

第六节　经皮内镜下胃（空肠）造口术（PEG/J 管）置管配合

一、操作目的

1. 做好术前配合及术后护理。

2. 保证患者置管安全、顺利。

二、用物准备

1. 物品准备：手术知情同意书、备皮包、漱口液等。

2. 患者准备：符合手术适应证。

3. 环境准备：整洁、舒适、安静、常温（20～25℃）。

4. 人员准备：仪表大方，动作轻柔。

三、操作流程

1. 术前完善心电图、肺功能、血常规、凝血功能及血生化检查，排除严重心功能不全、严重呼吸功能障碍、凝血功能障碍及严重营养不良的患者。

2. 患者或其家属签署知情同意书，告知术中手术风险及术后并发症；嘱停用抗凝药物1周。

3. 评估患者皮肤及口腔情况，必要时备皮；用洗必泰溶液漱口，减少口腔细菌。

4. 置管前8h禁食，禁水2h，若患者存在胃排空障碍，适当延长禁食禁水时间。

5. 给予患者心理护理，缓解其紧张焦虑情绪。

6. 手术当日遵医嘱预防性使用抗生素。

7. 全麻下实施经皮内镜下胃/空肠造口置管术（图2-6-1）。

8. 返回病房后，患者采用平卧位或半卧位；观察患者生命体征、有无出血等异常情况。

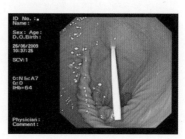

图 2-6-1

9. 置管 24 h 后可进行换药护理（图 2-6-2）。

10. 向患者及其家属进行导管、肠内营养护理的宣教。

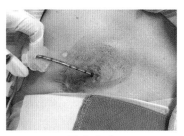

图 2-6-2

四、注意事项

1. 置管前准确评估有无置管禁忌证，做好术前准备。

2. 术后 PEG 管接引流袋，观察引流袋的颜色和量，如果血性液体量多或有其他不良情况要及时通知医生。

3. 做好患者及其家属的宣教。

五、相关知识链接

1. 什么是 PEG/J ？

答：是一种无须开腹，只需在内窥镜的引导下进行的胃 / 空肠造瘘术，简称 PEG/J。

2. PEG/J 的技术优势是什么？

答：操作简便（5 ~ 15 min），恢复快、并发症少，不需剖腹手术，避免了手术胃 / 空肠造口的创伤。

3. J 管何时可以拔除？

答：置管 14 d 以后窦道形成，方可拔除 J 管。

第七节　腹部体格检查

一、操作目的

腹部体格检查有利于护士了解患者的病情，并能及时发现患者病情变化从而及时汇报处理。

二、用物准备

1. 物品准备：听诊器、手表、皮尺、快速手消毒液。

2. 患者准备：患者着宽松衣裤，排空膀胱，正确暴露腹部。

3. 环境准备：环境宽敞明亮，室内温度适宜。

4. 人员准备：衣着整洁，洗手，戴口罩。

三、操作流程

1. 视诊：护士站在患者的右侧，有时为观察小的隆起或蠕动波，需俯身或下蹲，从侧面切线方向观察腹部（图2-7-1）。

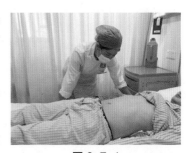

图 2-7-1

（1）腹部外形：正常人腹部平坦对称。弥漫性全腹膨隆见于腹水、胃肠胀气或巨大囊肿等。局部膨隆见于肿块或增大的脏器等。腹部凹陷如舟状见于恶病质及严重脱水。局限性凹陷多见于手术后瘢痕收缩。

（2）呼吸运动：腹壁随呼吸上下起伏，即为腹式呼吸运动。男性及儿童以腹式呼吸为主，成年女性则以胸式呼吸为主。腹式呼吸减弱常见于腹膜炎症、腹水、急性腹痛、腹腔内巨大肿瘤或妊娠等。腹式呼吸消失可见于胃肠穿孔所致急性腹膜炎或膈肌麻痹等。

（3）腹壁静脉曲张：正常人腹壁静脉一般不显露，较瘦或皮肤白皙者可隐约看到细小的腹壁静脉。腹壁静脉明显可见或迂曲变粗者，称腹壁静脉曲张，常见于门静脉高压或上、下腔静脉回流受阻而有侧支循环形成时。

评估血流方向的方法：选择一段无分支的曲张静脉，护士将示指和中指并拢压迫该静脉，并向两端推挤血液，使两指间静脉排空，然后交替抬起一指，观察手指抬起端静脉是否迅速充盈，若快速充盈，则血流方向由抬起手指端流向压迫手指端。可交替比较观察。

（4）胃肠型及蠕动波：除腹壁菲薄的老年人和极度消瘦者外，正常人一般看不到胃肠的轮廓及蠕动波。胃肠道梗阻时，在腹壁可见到胃或肠道的轮廓，称胃型或肠型，并伴有蠕动波。幽门梗阻时胃蠕动波自左肋缘下开始，缓慢向右推进，达右腹直肌下消失，有时可见自右向左的逆蠕动波。小肠梗阻时的肠型及蠕动波多见于脐部。结肠远端梗阻时的肠型及蠕动波多位于腹部周边。肠麻痹时，蠕动波消失。

2. 听诊

（1）肠鸣音：正常情况下，肠鸣音 4～5 次 /min，全腹均可听到，但以脐部最清楚。为准确评估肠鸣音的次数和性质，应在固定部位至少听诊 1 min（图 2-7-2）。临床上，肠鸣音异常可分为以下几种情况：

① 肠鸣音活跃：肠鸣音超过 10 次 /min，音调不特别高亢。见于急性胃肠炎、服泻药后、胃肠道大出血。

② 肠鸣音亢进：肠鸣音超过 10 次 /min，且高亢响亮，呈金属音。见于机械性肠梗阻。

③ 肠鸣音减弱：肠鸣音明显少于正常，或数分钟才能听到 1 次。见于腹膜炎、低血钾、胃肠动力低下、便秘。

④ 肠鸣音消失：持续听诊 3～5 min 以上未听到肠鸣音，用手轻叩或搔弹腹部仍听不到。见于急性腹膜炎、麻痹性肠梗阻。

（2）振水音：病人取仰卧位，护士左手将听诊器体件放于上腹部，同时稍弯曲右手手指在病人的上腹部连续迅速做冲击动作（如图 2-7-3）。若胃内有液体积存，则可闻及胃内气体与液体相撞击而产生的声音，即为振水音。正常人在进食较多液体后可出现振水音。当空腹及餐后 6～8 h 以上，仍能听到振水音者，示胃内有较多液体潴留，见于幽门梗阻、胃扩张等。

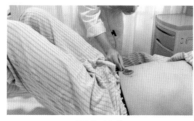

图 2-7-2

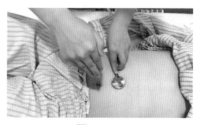

图 2-7-3

（3）血管杂音：正常腹部无血管杂音。妊娠5个月以上的妇女，在脐下方可听到胎心音（130～160次/min）。

3. 叩诊：其主要作用在于评估某些脏器的大小和叩击痛，胃与膀胱的扩大程度，胃肠道充气情况，腹腔内有无积气、积液和包块等。

（1）在腹部叩诊音正常的情况下，腹部大部分区域叩诊呈鼓音，只有肝、脾、充盈膀胱以及两侧腹部近腰肌处叩诊呈浊音。当肝、脾等脏器极度肿大，腹腔内有肿瘤或大量腹水时，可致鼓音范围缩小，病变部位叩诊呈浊音或实音；当胃肠穿孔或胃肠道高度胀气时，则表现为鼓音范围明显增大，可在浊音界出现鼓音。

（2）肝脏叩诊：主要用于确定肝脏的浊音界大小及有无叩击痛。

① 肝界叩诊：肝脏不被肺所遮盖的部分，叩诊呈实音；肝脏上界一部分被肺所遮盖，叩诊呈浊音，称为肝相对浊音，是真正的肝上界。

【方法】确定肝脏上下界时，患者平静呼吸，采用间接叩诊法，由肺区开始自上而下沿右锁骨中线叩至肝区，用力要均匀适中。清音变为浊音处即为肝上界，此处相当于被肺遮盖的肝顶部，故称肝脏相对浊音界；继续向下叩，浊音变为实音处即为肝脏绝对浊音界（肺下界）；再继续向下叩，实音变为鼓音处即为肝下界。也可由腹部鼓音区沿右锁骨中线向上叩，鼓音转为浊音处亦为肝下界。但因肝下界与胃、结肠等重叠，很难叩准，故多用触诊法确定。

【肝界的正常范围】肝的上下界与体型有一定关系。匀称体型者肝脏在右锁骨中线上，其上界在第5肋间，下界位于右肋下缘，两者之间的距离为肝上下径，一般为9～11 cm。矮胖体型者及妊娠妇女肝上、下界均可上移一个肋间。瘦长体型者可下移一个肋间。肝浊音界扩大见于肝癌、肝脓肿、病毒性肝炎、肝淤血和多囊肝等。肝浊音界缩小见于急性重型病毒性肝炎、肝硬化和胃肠胀气等。肝浊音界消失代之以鼓音者，多由于肝表面有气体，是急性胃肠穿孔的一个重要征象。

② 肝区叩击痛：护士左手掌平放于患者的肝区所在部位，右手握拳，以轻至中等力量叩击左手手背（图2-7-4）。正常人肝区无叩击痛。肝区叩击痛阳性者见于肝炎、肝脓肿或肝癌等。

（3）脾脏叩诊：当脾脏触诊不满意或怀疑脾

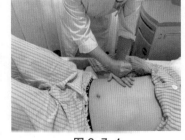

图2-7-4

下垂时，用脾脏叩诊法进一步检查。脾浊音界叩诊宜采用间接轻叩法，患者取右侧卧位，在左腋中线上进行叩诊。正常时在左腋中线上第9～11肋之间叩到脾浊音区，其宽度为4～7 cm，前方不超过左腋前线。浊音区缩小或消失见于左侧气胸、胃扩张、肺气肿、鼓肠等。脾肿大时则脾浊音界扩大。

（4）腹水叩诊

① 方法：评估时患者先取仰卧位。此时若腹腔内有较多液体潴留，由于重力，液体处于腹腔低处，而充满气体的肠腔浮于液面上，用间接叩诊法叩击腹中部呈鼓音，腰两侧呈浊音。然后让患者取左侧卧位，因腹水积于下面，肠腔上浮，故叩诊下面的左侧腹部呈浊音，而在上面的右侧腹部转为鼓音。这种浊音区因体位改变而改变的现象称为移动性浊音（图2-7-5）。

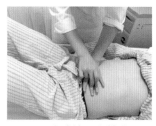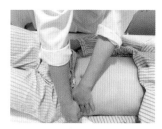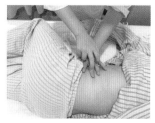

| A 移动性浊音检查（仰卧位） | B 移动性浊音检查（自腹中部脐平面向左叩诊） | C 移动性浊音检查（翻向右侧卧位） |

图2-7-5

② 临床意义：腹腔游离液体在1 000 ml以上时，即可叩出移动性浊音。腹水常见于肝硬化、结核性腹膜炎、肾病综合征、心功能不全等。

（5）肾区叩击痛：第12肋与脊柱的夹角称肋脊角，是肾脏所在部位。评估方法为：患者取坐位或侧卧位，护士用左手掌放在患者肋脊角处（肾区），右手握拳以中等的力量叩击左手手背，同时注意观察患者面部表情。正常时无叩击痛。叩击痛阳性见于肾盂肾炎、肾炎、肾结石、肾结核及肾周围炎等。

（6）膀胱叩诊：膀胱叩诊主要用于判断膀胱的充盈程度，特别是膀胱触诊不满意时，嘱患者取仰卧位，在耻骨联合上方用间接叩诊法进行叩诊，当膀胱有尿液充盈时，在耻骨联合上方叩诊呈圆形浊音区，但排尿或导尿后，则浊音转为鼓音。妊娠子宫、子宫肌瘤或卵巢囊肿等，在该区叩诊也呈浊音，但排尿或导尿后叩诊仍为浊音，可借此鉴别。

4. 触诊：触诊时，患者取仰卧位，头垫低枕，两臂自然放于身体两侧，两腿屈曲稍分开，做平静腹式呼吸，以使腹肌放松。一般自左下腹开始以逆时针方向，先左后右进行（如图 2-7-6）。

（1）腹壁紧张度：正常人腹壁有一定的张力，但触之柔软，较易压陷，称腹壁柔软。病理情况下腹壁紧张度可增强或减弱。

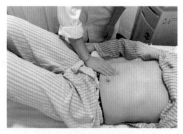

图 2-7-6

① 腹壁紧张度增加：A. 全腹紧张度增加。胃肠道穿孔或脏器破裂所致的急性弥漫性腹膜炎患者腹壁明显紧张，触诊强硬如木板，称板状腹；结核性腹膜炎和腹膜转移癌患者腹壁柔韧而具抵抗感，不易压陷，触之如揉面团，称为揉面感，常伴有腹膜增厚，并与肠管、肠系膜粘连。B. 局部腹壁紧张度增加。因腹腔内脏器炎症累及腹膜而引起。如急性胆囊炎可致右上腹壁紧张，急性阑尾炎可致右下腹壁紧张。

② 腹壁紧张度减弱：多由腹肌张力减低或消失所致。表现为按压时腹壁松弛无力，失去弹性。可见于慢性消耗性疾病、大量放腹水后、严重脱水患者或经产妇、年老体弱者。

（2）压痛和反跳痛（图 2-7-7A）

① 压痛：正常腹部触压时不引起疼痛，若由浅入深按压腹部引起疼痛，称腹部压痛。压痛可因腹壁或腹腔内病变引起。可抓捏患者腹壁或让其仰卧做屈颈抬肩动作，腹壁病变则压痛明显加剧，腹腔内病变则压痛明显减轻或消失。腹部炎症、肿瘤、脏器淤血、破裂、扭转等病变均可引起压痛。压痛部位常为病变所在部位。某些位置较固定的压痛点常反映特定的疾病：

A. 胆囊压痛点。位于右侧腹直肌外缘与肋弓下缘的交界处。此处压痛为胆囊病变的标志（图 2-7-7B）。

B. 麦氏点（Mcburney point）。位于右下腹，脐与右髂前上棘连线中外 1/3 交界处。此处压痛为阑尾病变的标志（图 2-7-7C）。此外，胸腔病变可在上腹部出现压痛，盆腔病变可在下腹部出现压痛。

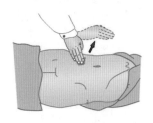

A 压痛和反跳痛

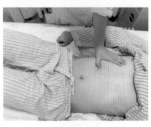

B 胆囊压痛点

图 2-7-7

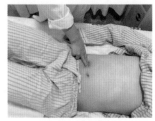

C 麦氏点

② 反跳痛：护士的手指在触诊压痛处稍停片刻，使压痛感觉趋于稳定，然后将手指迅速抬起，若患者感觉疼痛骤然加剧，并伴有痛苦表情或呻吟，称为反跳痛，为突然抬手时腹膜受到牵扯引起疼痛所致。反跳痛是腹膜壁层已受炎症累及的征象。急性腹膜炎患者出现腹肌紧张、压痛和反跳痛，称为腹膜刺激征。

（3）脏器触诊：腹腔内重要脏器较多，通过触诊常可判断有无脏器增大或局限性包块等，对评估有重要意义。

① 肝脏触诊：是腹部触诊的重要内容。

A. 触诊方法：患者取仰卧位，两腿屈曲，腹壁放松，护士站于患者右侧。肝脏触诊方法一般有单手和双手触诊法两种：a. 单手触诊法。较为常用（图 2-7-8）。护士将右手平放于患者右锁骨中线大约肝下缘的下方，中间三指并拢，掌指关节伸直，并与肋缘大致平行，配合患者的呼吸运动进行触诊。深呼气时，腹壁松弛下陷，指端

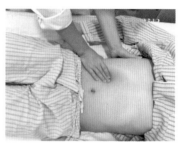

图 2-7-8

随之压向深腹部；深吸气时肝脏随膈肌下移，腹壁隆起，右手随腹壁缓慢抬起，并稍向前上方加压去迎触肝下缘。如此反复，自下而上直到触及肝缘或肋缘为止。以同样的方法于前正中线上触诊肝左叶。触及肝脏时，需在右锁骨中线及前正中线上分别触诊肝下缘，并测量其与肋缘或剑突根部的距离，以厘米表示。b. 双手触诊法。护士右手同单手触诊法，左手置于患者右腰部。触诊时左手将肝脏向上托起，使肝下缘紧贴前腹壁，让吸气时下移的肝脏易被触及。

B. 触诊内容：a. 大小。正常成人肝脏一般在肋缘下触不到。但腹壁松软的消瘦者深吸气时可触及，其肝下缘在肋缘下 1 cm 以内，剑突下 3 cm 以内。如超过上述标准，而肝上界正常或升高，则提示肝肿大。弥漫性肝肿大见于肝炎、肝淤血、脂肪肝等；局限性肝肿大见于肝脓肿、肝肿瘤及肝囊肿等。b. 质地。肝质地分为质软、质韧和质硬三级。质软者如触口唇，见于正常肝脏。急性肝炎、脂肪肝质地稍韧，慢性肝炎、肝淤血质初如触鼻尖。质硬者如触额头，见于肝硬化和肝癌。c. 表面及边缘。正常肝脏表面光滑，边缘整齐且厚薄一致。肝淤血或脂肪肝时肝表面光滑，边缘圆钝。肝硬化时肝表面呈小结节状，边缘锐利。肝癌时肝表面不光滑，边缘不规则，呈不均匀的结节状。肝表面呈大块状隆起者，见于巨块型肝癌或肝脓肿。d. 压痛。正常肝无压痛。肝炎或肝淤血

时，可因肝包膜有炎症反应或受到牵拉而有轻度弥漫性压痛。局限性剧烈压痛见于较表浅的肝脓肿。

② 脾脏触诊：正常脾脏位于左季肋区，相当于第 9～11 肋的深面，肋缘下不能触及（图 2-7-9）。内脏下垂或左侧胸腔积液、积气等可致膈肌下降，脾脏随之向下移位，深吸气时可在左肋缘下触及脾脏边缘。除此之外，触及脾脏则提示脾肿大。脾肿大时脾右缘有明显的脾切迹。

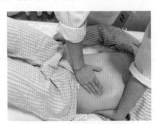 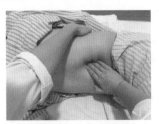

A 脾触诊（平卧位）　　　B 脾触诊（右侧卧位）

图 2-7-9

A. 触诊方法：可用单手或双手触诊。脾脏明显肿大且位置较表浅时，单手触诊轻用力即可触及。脾脏轻度肿大，位置较深时，则需采用双手触诊法。双手触诊法即患者仰卧，双腿稍屈曲，护士位于其右侧，左手绕过患者腹上方，手掌置于左胸下部第 9～11 肋处，将脾脏由后向前托起，右手掌平放于患者脐部，与左肋弓大致垂直，患者配合呼吸，自脐平面开始，如同触诊肝脏一样，迎触脾尖，直至触到脾下缘或左肋缘为止。在脾脏轻度肿大而仰卧位不易触到时，可嘱患者取右侧卧位，双下肢屈曲，采用双手触诊则易触及。

B. 脾脏肿大的测量方法：临床上多采用 3 条线的长度表示脾脏肿大的大小，以厘米为单位（如图 2-7-10）。Ⅰ线测量，又称甲乙线，为左锁骨中线与左肋缘交点至脾下缘的距离。脾脏轻度肿大时，只做Ⅰ线测量。脾脏明显肿大时，需做Ⅱ线测量和Ⅲ线测量。Ⅱ线测量，又称甲丙线，是指左锁骨中线与左肋缘交点至脾脏最远点的距离（应大于Ⅰ线测量）。Ⅲ线测量，又称丁戊线，是指脾脏右缘至前正中线的最大距离。若脾脏高度肿大，向右超过前正中线，Ⅲ线测量以

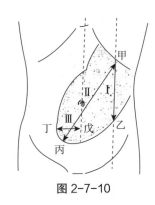

图 2-7-10

"+"表示；若未超过前正中线，则以"-"表示。临床上将脾肿大分为三个程度。

a. 轻度。深吸气时，脾在肋缘下不超过 2 cm 者，常见于肝炎、伤寒等。b. 中度。

脾在肋缘下超过 2 cm 至脐水平线以上者，见于肝硬化、慢性淋巴细胞白血病等。

c. 高度。脾向下超过脐水平线或向右超过前正中线者，即巨脾，见于慢性粒细胞白血病、慢性疟疾、淋巴瘤等。

③ 胆囊触诊：胆囊位于右上腹部，正常情况下不能被触及。胆囊触诊可采用单手滑动触诊法或钩指触诊法。胆囊肿大时可在右肋缘下腹直肌外缘处触到，一般呈梨形或卵圆形，张力较高，常有伴触痛，随呼吸上下移动，常见于急性胆囊炎、胆囊结石或胆囊癌。患有胆囊疾患时，其肿大情况亦有不同，有时胆囊有炎症，但未肿

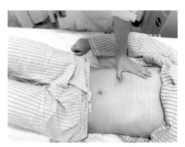

图 2-7-11

大至肋缘以下，不能触及胆囊，此时可探测胆囊触痛。方法是护士以左手掌平放于患者右肋缘下部，以拇指指腹勾压于右肋缘下胆囊压痛点处，然后嘱患者缓慢深吸气，在吸气过程中发炎的胆囊下移时碰到用力按压的拇指，即可引起疼痛，此为胆囊触痛，如因剧烈疼痛而致吸气终止（不敢继续吸气）称墨菲征（Murphy sign）阳性（如图 2-7-11），多见于急性胆囊炎。

④ 肾脏触诊：检查肾脏一般采用双手触诊法。患者可采取平卧位或立位。卧位触诊右肾时，患者两腿屈曲并做较深腹式呼吸。护士位于患者的右侧，以左手掌托住其右腰部向上推起，右手掌平放在其右上腹部，手指方向大致平行于右肋缘，于患者吸气时双手夹触肾脏。触诊左肾时，左手越过患者前方而托住其左腰部，右手掌横置于其左上腹部，依前法双手触诊左肾。正常人的肾脏外形呈蚕豆状，一般不能触及，瘦弱者可触及右肾下极，当触及肾脏时可有恶心感。深吸气时如能触到 1/2 以上的肾脏为肾下垂，肾下垂明显并向各个方向移动时为游走肾。肾肿瘤、肾盂积水或积脓、多囊肾致肾脏肿大时，常可触及，并随呼吸上下移动。

⑤ 膀胱触诊：正常膀胱排空时，隐于盆腔内不易触及。只有在膀胱充盈增大时，方可越过耻骨联合上缘在下腹部触及。触诊多用单手滑行触诊法，即患者仰卧，双下肢屈曲，护士以右手自脐开始向耻骨联合方向触摸。胀大的膀胱呈扁圆形或圆形，有囊性感，不能用手推移，按压时有憋胀及尿意，排尿或导尿后缩小或消失。胀大多由尿潴留所致，见于前列腺肥大或前列腺癌、脊髓病变、昏迷、慢性膀胱炎等。

（4）腹部包块触诊。腹腔内有实质性脏器的肿大、空腔脏器的扩张、肿瘤、囊肿、炎症肿块、肿大的淋巴结等，均可在腹部形成包块。触及腹部包块时，首先应与正常腹部可触到的结构如腹直肌肌腹与腱划、第 4 ~ 5 腰椎椎体及骶骨岬、乙状结肠块、腹主动脉、横结肠、盲肠等区别开来，其次对腹部肿块应注意其部位、大小、外形、硬度、压痛、活动度、搏动以及与腹壁的关系。一般炎性包块有显著压痛；良性肿瘤边界清楚、表面光滑、质地较软、压痛不明显；恶性肿瘤形态不规则、表面凹凸不平、质地坚硬、移动度差。

5. 液波震颤：被检者取平卧位，检者以一手掌面贴于被检者一侧腹壁，另一手四指并拢屈曲，用指端叩击被检者对侧腹壁（或以指端冲击式触诊），如有大量液体存在，则贴于腹壁的手掌有被液体波动冲击的感觉，即波动感（如图 2-7-12）。为防止腹壁本身的震动传至对侧，可让另一人或被检者本人将手掌尺侧缘压于脐部腹

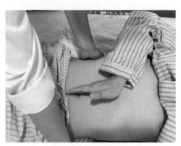

图 2-7-12

中线上，即可阻止之。此法用于检查 3 000 ~ 4 000 ml 以上腹水的患者。肥胖者易出现假阳性，应注意鉴别。

四、注意事项

1. 注意保护患者隐私及保暖。

2. 操作中手法轻柔，注意患者病情变化。

3. 触诊一般先从健康部位开始，后逐渐移向病变区域。边触诊边观察患者的反应与表情，同时与患者交谈，可转移其注意力而减少腹肌紧张。

4. 为避免触诊引起胃肠蠕动增加，使肠鸣音发生变化，腹部体格检查的顺序为视、听、叩、触，但病历上记录的顺序仍为视、触、叩、听。应按照实际查体时视、听、叩、触的顺序进行。

五、相关知识链接

腹部体格检查在 ERCP 术后护理常规中的应用：

腹部体格检查作为一项重要的临床操作，在临床中应用广泛。ERCP 术后可通过腹部体格检查观察患者腹部体征：腹痛部位、性质、有无腹膜刺激征，有无压痛及反跳痛，腹胀情况及腹部叩诊等。通过腹部体格检查结果判断患者术后恢复情况及并发症，并采取相对应的措施，使患者尽早恢复健康。

第八节　肠内营养耐受性评估

一、操作目的

肠内营养耐受性评估是患者肠内营养耐受性强有力的评估依据，能极大地提升护理人员对患者耐受性评估及处理的准确性，使患者耐受性评估工作更加客观、准确，可以防止肠内营养的盲目性，加速患者营养状况的恢复速度，改善患者营养，提升护理满意度。

二、用物准备

1. 物品准备：注射器、听诊器、吸引装置、疼痛评分表。

2. 患者准备：着宽松衣物，排空膀胱。

3. 环境准备：环境宽敞明亮，温湿度适宜。

4. 人员准备：穿戴整齐，洗手，戴口罩。

三、操作流程

1. 腹痛腹胀

• Ⅰ级：无腹痛或腹内压 12 ~ 15 mmHg。

处理：遵医嘱保持输注速度，每 6 h 复查 1 次。

• Ⅱ级：自行缓解或腹内压 16 ~ 20 mmHg。

处理：遵医嘱减少输注速度的 50%；拍腹部平片，排除肠梗阻；每 6 h 复查 1 次，根据病情使用胃肠促动力药物。

• Ⅲ级：不能自行缓解或腹内压 > 20 mmHg。

处理：遵医嘱暂停肠内营养，拍腹部平片，评估肠梗阻，实验室检查，确定合适的每日热量的摄入量。

2. 腹泻

• Ⅰ级：排便频率 < 4 次 /d，量 < 500 ml，柔软块状。

处理：维持原速度，每 12 h 复查 1 次。

• Ⅱ级：排便频率 4 ~ 6 次 /d，量 500 ~ 1 000 ml，蓬松状。

处理：维持原速度，每 8 h 复查 1 次。

• Ⅲ级：排便频率 ≥ 7 次 /d，量 > 1 000 ml，水样便。

处理：减少输注速度的 50%，通过喂养管给予止泻药；药物治疗。

· Ⅳ级：腹泻伴血流动力学改变。

处理：遵医嘱暂停肠内营养，药物治疗，更换营养制剂，每 6 h 复查 1 次。

3. 误吸

· Ⅰ级：微误吸，不伴有咳嗽症状，误吸量 < 1 ml。

处理：① 抬高床头 30°~45°；② 使用肠内营养专用泵，持续泵注；③ 气囊压力维持在 25~30 cm H$_2$O，每日定时评估口腔情况，定期翻身、叩背、吸痰。

· Ⅱ级：误吸。

处理：遵医嘱暂停肠内营养，行支气管肺泡灌洗，检查喂养管的位置，使用胃肠动力药，每 6 h 复查 1 次。

4. 恶心呕吐

· Ⅰ级：有恶心，无呕吐。

处理：遵医嘱检查喂养管是否在位，肠内营养维持原速度。

· Ⅱ级：恶心呕吐。

处理：遵医嘱检查喂养管是否在位，减慢肠内营养速度，每 12 h 复查 1 次。

· Ⅲ级：呕吐且胃残留量 > 500 ml /6 h。

处理：遵医嘱暂停肠内营养，使用胃肠促动力药物，更换肠内营养途径，每 8 h 复查 1 次。

5. 胃残留量（CRV）

· Ⅰ级：胃残留量 < 200 ml。

处理：以 10 ml/h 调整肠内营养速度，每 12 h 复查 1 次。

· Ⅱ级：胃残留量 200~500 ml。

处理：减少输注速度的 50%，每 8 h 复查 1 次。

· Ⅲ级：胃残留量 > 500 ml。

处理：遵医嘱暂停肠内营养，使用胃肠促动力药物和缓泻剂，更换肠内营养途径，每 6 h 复查 1 次。

四、注意事项

1. 推荐每天评估患者肠内营养的喂养耐受性，评估内容包括体格检查、排气和大便通畅情况、放射学评估，以及患者主诉的症状（如疼痛或腹胀等）、血糖控制状况及镇静水平，避免不适当地停止肠内营养。GRV > 500 ml 时，应重新评估。

五、相关知识链接

床旁超声对测定胃残留量有哪些优势?

答：可对胃残留量进行定性定量评估，其客观性和准确性较其他方法更高，有助于临床医护人员实时、动态地对肠内营养患者进行胃肠功能评估，为及时调整营养方案和预测喂养不耐受及误吸等并发症提供依据，保证了肠内营养的安全性和有效性。同时，又可减轻医护人员的工作负荷。

第九节　肠鸣音听诊

一、操作目的

评估胃肠功能。

二、用物准备

1. 物品准备：听诊器、手表、洗手液、消毒湿巾。

2. 患者准备：患者处于安静状态，配合操作。

3. 环境准备：病室安静整洁，温度适宜，光线充足，适宜操作，关闭门窗（或拉上窗帘），请无关人员回避，保护患者隐私。

4. 人员准备：护士衣帽整洁，洗手，戴口罩。

三、操作流程

1. 评估：患者安静合作，环境温度适宜。

2. 洗手戴口罩："七步洗手法"正确洗手，戴帽子、口罩。

3. 解释核对：采用两种身份识别的方法（腕带、反问式）确认患者身份。

4. 体位准备：病情允许时取平卧位，嘱患者腹部放松。

5. 腹部暴露：暴露患者腹部，注意隐私保护，冬季注意保暖。

6. 听诊：从左下腹起始逆时针依次在脐周四个象限听诊肠鸣音，每象限至少听 15 s，最后在右下腹听诊 1 min，如确定肠鸣音消失，则需听 3～5 min。

7. 安置患者：整理衣被，安置患者于舒适卧位，宣教。

8. 终末处置：听诊器以消毒湿巾擦拭消毒。

9. 洗手："七步洗手法"正确洗手。

10. 记录：护理单记录肠鸣音听诊结果。

四、注意事项

1. 腹部查体先听诊后触诊、叩诊，以免对肠鸣音产生影响。

2. 注意听诊器的耳件方向是否正确，听诊头紧贴于腹壁，避免与皮肤摩擦而产生摩擦音。

3. 腹部听诊肠鸣音，选用模式听诊头。

4. 听诊时，适当暴露患者腹部，注意隐私保护。

5. 冬季调节室温，注意患者保暖和听诊头温度，操作者可手握听诊头加温后听诊。

五、相关知识链接

1. 肠蠕动时，肠管内气体和液体移动，产生一种断断续续的咕噜音（或气过水声），称为肠鸣音。正常情况下，肠鸣音约 4~5 次 /min，其频率、声响和音调变异较大。

2. 异常肠鸣音的特点及临床意义：

表 2-3　异常肠鸣音

异常肠鸣音	特点	临床意义
肠鸣音消失	持续听诊 2 min 后还未闻及一次肠鸣音，且刺激腹壁后仍无肠鸣音	老年性便秘、腹膜炎、低钾血症、胃肠功能低下
肠鸣音减弱	数分钟才闻及 1 次	老年性便秘、腹膜炎、低钾血症、胃肠功能低下
肠鸣音活跃	肠鸣音达 10 次 /min 以上，为音调不特别高亢的一阵快速的隆隆声	急性胃肠炎、服用泻药后、胃肠道大出血、早期肠梗阻
肠鸣音亢进	肠鸣音达 10 次 /min 以上，同时伴有响亮的高亢金属音	机械性肠梗阻

第十节 腹内压监测

一、操作目的

腹内压增高可引起胃肠道血液灌注减少，组织缺血，肠系膜屏障受损，胃肠动力下降。腹内压监测可以反映肠道功能的恢复情况。

二、用物准备

1. 物品准备：压力传感装置、三通、输液器、标尺、注射器、引流袋。

2. 患者准备：取平卧位，评估患者意识及合作程度，向患者解释，取得患者配合。

3. 环境准备：环境安静整洁，光线充足，温湿度适宜。

4. 人员准备：仪表端庄，衣帽整洁，洗手，戴口罩。

三、操作流程

1. 护士衣帽整洁，洗手，戴口罩，准备用物。

2. 核对医嘱，患者取仰卧位。

3. 经尿道插入尿管，排空膀胱后夹闭尿管。

4. 将引流袋前端剪下，连接三通及测压装置，排气。

5. 将导尿管与压力管道连接（图 2-10-1）。

6. 用注射器向膀胱内注入生理盐水 25 ml，待 30 ~ 60 s 后膀胱肌肉松弛（图 2-10-2）。

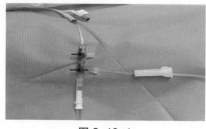
图 2-10-1

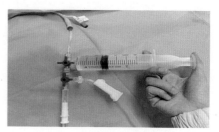
图 2-10-2

10. 以髂嵴和腋中线的交点为参照点，拔下测压装置的输液管道，调节三通。当测压管的液面不再下降时，患者呼气末测得压力即为腹内压（图 2-10-3）。

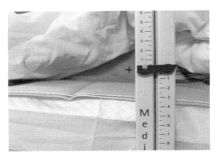

图 2-10-3

四、注意事项

1. 测量前评估有无使腹内压增高的外来因素，如使用胸腹带、棉被或衣物压迫腹部，未采取平卧位，频繁咳嗽咳痰等。

2. 评估患者是否使用正压机械通气，是否存在人机对抗等会引起腹内压增高的影响因素。

3. 测量前需排空膀胱。

4. 生理盐水注入速度小于 50 ml/min。

5. 为测量准确，可测量两次后取平均值。

第十一节 胃残留量测定

一、操作目的

肠内营养（enteral nutrition，EN）在危重症患者中的应用已经非常广泛，早期 EN 不仅能够补充营养，还有利于维持和改善胃肠黏膜细胞结构和功能的完整性，提高患者的免疫力，减少代谢方面的并发症，改善患者的预后。然而，危重症患者常伴有胃肠蠕动减慢、胃排空延迟等症状，易出现呕吐、反流、腹胀、腹泻等喂养不耐受，从而导致误吸和肺炎发生，尤其是机械通气的患者，发生呼吸机相关性肺炎（VAP）的风险可能会增加。EN 期间监测胃残留量（GRV）是重症监护患者 EN 治疗中的一种常见做法，通过监测 GRV 可以早期发现胃排空障碍并进行早期干预，进而减少反流、误吸的发生，保证肠内营养安全。

二、用物准备

1. 物品准备：温水 100 ml、灌食器或 50 ml 注射器 1 支、纸巾适量、无菌碗 1 个。

2. 患者准备：评估患者意识及合作程度，向患者解释，取得患者配合。

3. 环境准备：环境安静整洁，光线充足，温湿度适宜。

4. 人员准备：仪表端庄，着装整齐，洗手，戴口罩。

三、操作流程

1. 仪表端庄，服装整洁，双人核对医嘱。

2. 洗手，戴口罩，核对患者床号、姓名、年龄、手腕带等，向患者及其家属解释操作的目的、意义。

3. 协助患者摆放体位，病情允许时，取右侧卧位，床头抬高 30°。依据患者病情选择 GRV 监测时间：神经系统疾病患者建议每 4 h 监测 1 次，危重症患者可每 6 h 监测 1 次，其他误吸风险低的患者可不常规监测 GRV。

4. 检查胃管固定刻度、鼻贴固定是否完整；判断胃管是否在胃内；打开胃管，连接灌食器与胃管末端，缓慢回抽胃内容物，观察胃内容物的量、颜色、性状，患者有无不适。

5. 若患者主诉无腹胀、恶心等症状，未回抽到胃内容物，则用温水 20 ml 冲洗胃管后妥善固定；若患者主诉腹胀、恶心等表现，则将胃管在原有长度基础上继续插入 5 ~ 10 cm，边送入边旋转胃管方向，使胃管位于幽门部，减少胃管侧孔贴壁现象，继续回抽胃内容物。

6. 以神经系统疾病患者为例，当 GRV ≤ 100 ml 时，将胃内容物推回胃内，继续喂养；当 100 ml < GRV ≤ 200 ml 时，将监测结果告知医生，胃内容物推回胃内，减慢 EN 泵入速度，必要时应用促胃动力药物；当 GRV > 200 ml 时，暂停 EN 泵入，弃去胃内容物，4 h 后复测，当持续时间超过 24 h 仍未改善时，可采用幽门后喂养。

7. 监测结束后，用温水 20 ml 冲洗管路，妥善固定。洗手，记录 GRV 量于记录单上。

四、注意事项

1. GRV 监测的准确性受到多种因素的影响，如患者的体位、喂养管的位置、喂养管的直径、灌食器的大小、测量的方法等，病情允许时建议选择右侧卧位，床头抬高 30°，使胃内容物聚集在胃内最低点，增加测量准确性。

2. 采用统一器具监测 GRV，防止因灌食器型号不同对监测结果产生影响。

3. 每次监测前均需判定胃管是否在胃内，保障护理安全。

4. 可依据患者基础疾病及实际临床情况选择监测频次，EN 不耐受、有高度肺误吸风险的患者，建议每 4 h 监测 1 次。

5. 回抽出的胃内容物不超过 200 ml 时建议推回胃内，以减少消化液的丢失。

6. 持续 GRV 增多时，应尽早改变喂养方式，防止大量胃内容物导致患者反流、误吸。

五、相关知识链接

1. 如何提升 GRV 监测准确性？

答：每次测量受胃管尖端位置、胃管直径、侧方开口等众多因素影响，未必能够真实反映 GRV 的情况。为了提高 GRV 监测的准确性，可采用以下方法：① 留置胃管时，置入长度为前额发际至剑突的距离再加 5 ~ 10 cm，或为前额发际到脐的测量长度，以上两种方法可使胃管末端位于幽门口；② 选用前端开口、侧方开口多的胃管；③ 可采用 < 20 ml 的注射器监测 GRV，注射器越小，其抽吸过程中的负压越大，能够有效吸出胃内容物；④ 在空腹状态下，注

射器抽吸时可任意采用右侧位、仰卧位或左侧位。在持续营养输注和间断推注后 4 h 状态下，胃管末端在胃窦部，床头抬高 45° 时，准确性依次为右侧位＞仰卧位＞左侧卧位。右侧卧位胃残留量与超声测量具有一致性，相关性最高。

2. 如何识别与判断误吸？

答：患者机械通气、使用大量镇静药物、梗死部位等均可导致胃内容物潴留量大，进而导致患者发生误吸。误吸患者肺部感染比例、死亡率更高，平均住院时间更长，因此合理监测 GRV、早期识别误吸尤为重要。清醒患者进食或非进食过程中出现以下任何一种情况即可判定为误吸：患者即刻出现刺激性呛咳、气急甚至发绀、窒息等表现，在气道内可吸出食物残渣；昏迷患者因吞咽反射、呛咳反射减弱或消失，患者发生误吸时一般不出现呛咳、窒息的表现，可通过测定痰液中的胃蛋白酶的方法确定患者是否发生误吸，一旦患者发生误吸，可出现发热，咳嗽咳痰，血常规、肺部影像学显著改变。

第十二节　超声技术下胃残留量测定

一、操作目的

50%~80% 的 ICU 患者会发生胃排空障碍，其主要表现为胃残留量增加、恶心、呕吐等，胃排空障碍增加了患者反流、误吸的风险，影响了患者目标喂养达标率，是危重患者常见的并发症。准确的胃残留量监测可有效评估患者胃肠道功能，早期发现胃排空障碍并进行早期干预，进而减少反流、误吸的发生，保证肠内营养的安全。临床上常使用 50 ml 注射器、灌食器回抽方法判断胃残留量，该方法受胃管直径、侧孔个数、体位等诸多因素影响，而且会中断肠内营养，影响患者目标喂养量。近年来，超声技术下胃残留量测定开始用于危重症护理领域，超声测定的方法具有客观、可视、动态、无创、无辐射的优点，可以重复多次为患者进行上腹部超声检查，减少护理人员体液暴露风险，减少肠内营养中断的状况，因此，需要临床医护人员掌握基本操作要点。

二、用物准备

1. 物品准备：便携式彩超机 1 台、耦合剂 1 支、纸巾 / 消毒湿巾、超声监测胃残留量登记表。

2. 患者准备：评估患者意识及合作程度，向患者解释，取得患者配合。

3. 环境准备：环境安静整洁，光线充足，温湿度适宜。

4. 人员准备：仪表端庄，着装整齐、洗手、戴口罩。

三、操作流程

1. 护士衣帽整洁，双人核对医嘱。

2. 洗手，戴口罩，核对患者床号、姓名、年龄、手腕带等，向患者及其家属解释操作的目的、意义。

3. 超声测量胃窦横截面积，可监测患者胃残留量，定量评估患者误吸风险。患者取床头抬高 30°仰卧位，充分暴露上腹部。使用便携式床旁超声设备，选择凸阵探头，频率 3.5 Hz，均匀涂抹超声耦合剂，略向腹部垂直加压，使超声探头与腹壁紧密接触。

4. 将探头沿患者剑突下纵向矢状面扫查上腹部，直到清楚显示肝左叶（①）和椭圆形或类椭圆形胃窦横切面（声像图特征为"牛眼征"，②）以及腹主动脉（③）和肠系膜上动脉长轴（④）于同一切面时冻结图像，确定该图像为标准切面，见图 2-12-1。

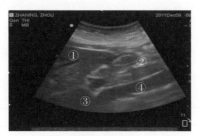

图 2-12-1

5. 获得满意图像后，使用超声设备的测量软件，以轨迹法描记胃窦横切面显示呈类椭圆形的强回声浆膜线，超声自动得到面积，该面积即为胃窦横截面积，每一切面重复测量 3 次，计算平均值。若所使用的超声设备无自动计算面积功能，可在显示胃窦标准截面时，在胃窦收缩期间测量胃窦上下径（D_1）及前后径（D_2），计算患者胃窦横截面积（mm^2）$= \pi \times D_1 \times D_2/4$，见图 2-12-2。

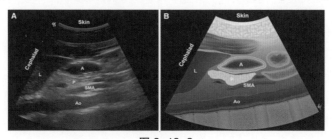

图 2-12-2

6. 基于测量的胃窦面积，采用 Bouvet 公式计算：胃残留量 $= -215 + 57 \times \ln$ 胃窦横切面积（mm^2）$- 0.78 \times$ 年龄（岁）$- 0.16 \times$ 身高（cm）$- 0.25 \times$ 体质量（kg）$- 0.8 \times$ ASA 分级 $+ 16$ ml（急诊）$+ 100$ ml（抑酸剂），见图 2-12-3。

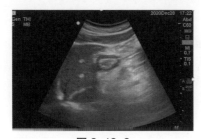

图 2-12-3

7. 擦去患者腹部皮肤耦合剂，协助患者变换舒适体位，记录监测结果，将结果告知医生，动态评估 GRV 变化。

四、注意事项

1. 使用超声监测胃残留量时，应保持患者呈仰卧位，以免腹腔脏器发生位移，影响测量准确性。

2. 当患者胃内气体较多时，超声显像不良，可左右侧卧位动态调整图像显示状况或稍用力下压，将积气转移，以便清楚显像。

3. 应根据临床实际选择胃残留量监测方法，对胃肠道功能、胃残留量监测要求高的患者可采用超声监测。

4. 胃窦横切面积 1 075 mm² 可作为胃液体潴留的筛查阳性界值，是危重患者胃内液体潴留大于 200 ml 的判断标准。

5. 超声监测胃残留量的方法较抽吸法成本高，临床选择时需谨慎考虑。

五、相关知识链接

1. 如何使用 Perlas 公式计算胃残留量？

答：超声监测胃残留量时，患者除选择仰卧位外，熟练掌握超声技能的护士还可让患者选择右侧卧位，行上腹部超声显示胃窦，测量胃窦前后距离 A（cm）和纵向距离 B（cm），根据"$\pi AB/4$"公式计算出患者右侧卧位胃窦横截面积（right cross sectional area，RCSA），再根据"$27+14.6 \times RCSA-1.28 \times$ 年龄（岁）"公式计算出胃残留量（ml），该方法与 Bouvet 公式计算出的胃残留量差异没有统计学意义，但由于后者离散程度较前者小，提示 Bouvet 公式更适合超声评估国人的胃容量，为危重患者的肠内营养实施提供参考。

2. 简述不同食物在超声下的显像特点。

答：（1）空腹：胃呈扁平状并且前后壁彼此贴近，呈现"靶征"或"牛眼征"。在冠状面上则表现为"指套征"，右侧卧位下空腹影像学表现可除外饱胃。

（2）无渣清亮液体：如果胃内容为清水、茶、苹果汁、黑咖啡及胃液等无渣清亮液体，超声表现为均匀一致的低回声，随着胃内容物量的增加，胃壁逐渐变薄，胃窦逐渐膨胀，形状近似卵圆形。液体一经吞咽进入胃窦内，多发的空气气泡在低回声充满液体的胃腔内呈现出高回声的点状现象，犹如"繁星征"，随气泡逐渐从胃窦部向幽门及十二指肠方向移动。

（3）牛奶等浓稠液体或悬浮液：胃窦形状与吞咽清亮液体相似，但其影像学多呈均匀一致的高回声表现。

（4）固体食物：总体表现为强回声，质地不均匀呈磨玻璃样改变，为在食物的咀嚼和吞咽过程中混入大量空气所致。食物一经咽下，胃窦前壁内膜出现高回声线性区域，含气的固体食物使胃窦前壁呈现多发环晕伪像，呈现磨玻璃样外观，使得胃窦后壁难以显像。经过一段时间的消化，固体食物中的气体被排出，胃窦内逐渐呈现混合性强回声表现。

第十三节　围手术期营养管理

一、操作目的

1. 营养风险筛查及营养评定

（1）营养风险筛查：术前营养风险筛查可发现存在营养风险的患者，并使这些患者通过术前营养干预获益。运用 NRS 2002 进行营养风险筛查，分别对营养受损状况（包括 BMI、体重和术前 1 周食物摄入量）、疾病严重程度分别进行评分，各计 0~3 分；并对年龄进行评分（年龄 < 70 岁 0 分，年龄 ≥ 70 岁 1 分），最高分为 7 分。入院患者 48 h 内进行营养风险筛查。

评分 ≥ 3 分者存在营养风险，要求制订营养支持计划。

评分 < 3 分者无营养风险，暂不需进行临床营养支持，但后续需每周进行营养风险筛查。

（2）营养评定在临床实践方面即指营养不良评定，可分为两部分，见图 2-13-1：

第一部分取血化验指标：对营养筛查有风险（NRS2002 ≥ 3 分）的患者，在制订营养支持疗法计划时，为了开具营养用药医嘱，还需要营养不良评定的一部分内容如病史、肝肾功能、血糖、血脂、血清电解质和酸碱平衡指标等，该部分是住院患者常规采集内容，是制订个体化营养支持疗法计划以及实施后监测的必要内容。

第二部分以诊断营养不良为目标，按照全球（营养）领导人发起的营养不良评定（GLIM）共识中的流程，在第一步营养筛查阳性基础上按全球（营养）领导人发起的营养不良评定（GLIM）共识进行营养不良诊断，即表现型指标和病因型指标至少各具有 1 项阳性者可诊断为营养不良。全球（营养）领导人发起的营养不良评定（GLIM）共识中流程的第三步为营养不良分级：在全球（营养）领导人发起的营养不良评定（GLIM）共识中流程的第二步基础上，表现型指标有 2 个符合即可分出中度和重度营养不良。

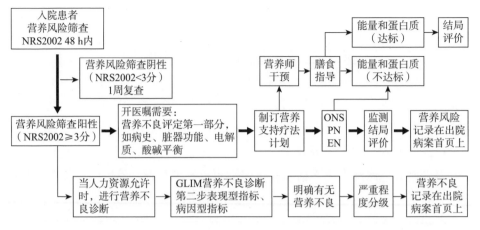

图 2-13-1　NRS2002 ≥ 3 分时营养干预和 GLIM 标准第二步、第三步流程图

2. 术前营养支持策略

（1）蛋白质：术前营养支持强调蛋白质补充，以利于术后恢复。建议非肿瘤患者术前每餐保证 ≥ 18 g 的蛋白质摄入，肿瘤患者术前保证每餐 ≥ 25 g 的蛋白质摄入以达到每天蛋白质需要量。

（2）营养途径的选择

① 对于 NRS2002 < 5 分患者，推荐术前进食高蛋白质食物（如鸡蛋、鱼、瘦肉、奶制品）和含碳水化合物的饮食。摄入目标：能量为 25 ~ 30 kcal/（kg·d），蛋白质的量为 1.5 g/（kg·d）。

② 对于 NRS2002 ≥ 5 分患者，由于这类患者本身可能存在厌食、进食量少或消化道不全梗阻等状况，蛋白质摄入目标量至少为 1.2 g/（kg·d）。由于这类患者多数不能从正常的食物中获得充分的营养补充，除高蛋白质食物以外，推荐术前使用高蛋白口服营养补充（ONS）或免疫营养，建议每日保证 3 顿 ONS，且 ONS 的热量至少 400 ~ 600 kcal/d。

③ 当患者不能通过 ONS 的方式补充营养时，应放置肠内营养管，开始 ≥ 7 d 的管饲肠内营养支持（EN）。

④ 如果 ONS 和 EN 2 种方式仍达不到蛋白质和（或）热量要求（< 推荐摄入量的 50%），建议术前行肠外营养支持（PN）改善营养状况。

（3）营养支持时间：围术期营养不良患者推荐使用 ONS ≥ 7 d。术前需 PN 的患者推荐营养支持时间为 7 ~ 14 d，部分重度营养不良患者，可酌情延长至 4 周。

（4）营养制剂配方选择及免疫营养：对于胃肠道功能正常的患者，建议使用整蛋白型肠内营养；对于胃肠道功能受损或吸收障碍的患者，可使用氨基酸型或短肽型的肠内营养；对于肿瘤患者，可使用免疫营养。

（5）不建议术前隔夜禁食：可在术前 10 h 和 2 h 分别口服 12.5% 碳水化合物饮品 800 ml 和 400 ml，在麻醉诱导前 2 h 口服 ≤ 500 ml 液体是可行的。

二、术后营养管理

术后早期恢复口服营养及补充蛋白质，摄入热量的目标量为 15~30 kcal/（kg·d），摄入蛋白质的目标量是 1.5~2 g /（kg·d）。

（1）当患者口服营养能够摄入 > 50% 的营养目标量时，首选 ONS 和蛋白粉营养辅助（2~3 次 /d），以此满足蛋白质及能量需要量。

（2）当经口摄入 < 50% 营养目标量时，需要通过管饲肠内营养进行营养支持。

（3）当口服和管饲肠内营养仍无法达到 50% 的蛋白质或热卡的需要量 > 7 d 时，则应启动肠外营养。

（4）当术后 5~7 d 内经口服和（或）肠内无法满足能量需求时，预计营养治疗持续时间 > 7 d 才应启动肠外营养。

（5）若出现喂养不耐受（如恶心呕吐、腹胀腹痛、肛门排气排便明显减少、鼻胃管引流量明显增多、胃残留量 > 500 ml、腹部影像学异常等）表现，则需要考虑终止或减少导管喂养。

（6）对于营养不良的患者，术后营养支持应当持续实施 4 周或更长时间，具体持续时间应根据手术情况和患者营养不良的程度决定。

三、出院后营养管理

推荐所有接受 4 级手术的患者术后应用 ONS ≥ 4~8 周。对于严重营养不良的患者以及术后住院时间长或 ICU 住院时间较长的患者，术后应用 ONS 3~6 个月。

第十四节　肠内营养期间功能训练

一、操作目的

促进胃肠道功能的恢复，改善呼吸功能，提高血氧饱和度，减少肺部并发症。

二、用物准备

1. 物品准备：医嘱单、呼吸功能训练器、宣传彩页、记录卡。

2. 患者准备：评估患者意识及合作程度，向患者解释，取得患者配合。

3. 环境准备：环境安静整洁，光线充足，温湿度适宜。

4. 人员准备：仪表端庄，着装整齐，洗手戴口罩。

三、操作流程

1. 评估

（1）了解需要进行肠内营养期间功能训练的患者群体。

（2）掌握肠内营养功能训练的时间和要求。

（3）掌握呼吸功能训练器的三个球分别代表多少肺活量。

2. 宣教：向患者及其家属解释肠内营养期间功能训练的目的和方法，以及需要患者和其家属配合的注意事项。

3. 卧床训练

（1）足泵运动（背屈运动）：足背尽量向里勾（图 2-14-1）。

（2）过伸运动：足背尽量向下绷直，类似芭蕾动作（图 2-14-2）。

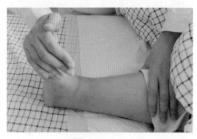
图 2-14-1

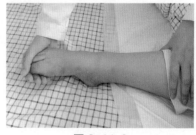
图 2-14-2

4. 桥式运动

（1）双腿弯曲45°，双手扶床护栏（图2-14-3）。

（2）嘱患者臀部尽量离开床面，停留3 s以上，再放下（图2-14-4）。

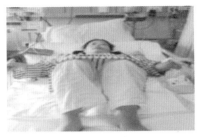

图2-14-3 　　　　　　　　　　　　　图2-14-4

5. 抬高床头：抬高床头30°～45°。

6. 协助患者摆体位：根据病情协助患者取半卧位、斜坡位或者坐立位。

7. 第一步（腹式呼吸）

（1）鼻子吸气至吸不动，使腹部凸起。

（2）吐气至尽，使腹部凹入。

（3）胸部保持不动。

8. 第二步（缩唇呼吸）

（1）鼻子吸气至吸不动，缩唇（将口缩小成吹口哨状）。

（2）再缩唇吸气：用口慢慢吸气，胸廓抬起至吸不动为止。

（3）吸呼比为1∶2，深吸、慢呼，吸气后屏住呼吸约3 s，再慢慢呼出，至完全呼出。

9. 第三步（呼吸功能训练器）：用力吸气使指示球上升。

10. 询问患者有无不适：询问患者在锻炼过程中有无头晕、乏力等不良反应。

11. 指导患者进行锻炼：重复以上步骤。

12. 洗手。

13. 记录：记录训练时间以及吸起的小球数量。

四、评价

1. 仪表端庄、姿态美、着装整洁。

2. 语言流畅、通俗易懂。

3. 患者及其家属掌握良好。

五、注意事项

1. 操作过程中，语言流畅简洁、易懂，注意与患者及其家属进行有效沟通，有效宣教。

2. 观察患者的接受能力，以及有何不良反应，及时调整功能锻炼时机及方案。

第十五节　经鼻肠管行菌群移植（FMT）

一、操作目的

重建肠道菌群，改善肠道内环境，以达到治疗肠道内外疾病的目的。

二、用物准备

1. 物品准备：一次性手套、50 ml 注射器、标签贴、生理盐水、纱布、酒精棉球、一次性治疗巾、医疗垃圾筒、生活垃圾筒。

2. 患者准备：禁食1 h，或暂停肠内营养输注30 min，X线检查鼻肠管是否位于屈氏韧带（十二指肠远端）且通畅。

3. 环境准备：治疗室紫外线消毒30 min，禁止人员走动，开窗通风，有条件可播放轻音乐。

4. 人员准备：洗手，穿防护服，戴口罩，戴帽子，戴手套。

三、操作流程

1. 核对所需菌液供体型号并由 -20℃冰箱内取出。

2. 菌液、生理盐水置于36.5℃的恒温水浴锅内复温加热。

3. 测量复温菌液温度。

4. 再次核对供体型号。

5. 将菌液分装至50 ml 注射器。

6. 患者体位：取端坐位或站立位，背向操作者。

7. 检查鼻肠管外露长度。

8. 鼻肠管头端垫一次性纱布，并使用75%酒精棉球消毒。

9. 推注20 ml 生理盐水冲洗鼻肠管。

10. 推注菌液。

11. 再次推注生理盐水30 ml 冲洗鼻肠管。

12. 再次使用75%酒精棉球消毒鼻肠管头端。

13. 洗手，记录，并观察患者有无不适主诉。

四、注意事项

1. 正确评估患者病情，有无禁忌证、不良反应。

2. 如患者有腹痛、腹胀、恶心、呕吐、腹泻、发热等症状，应及时与医生沟通是否继续移植，避免并发症的发生。

3. 移植过程中播放轻音乐且患者背向操作者，转移患者注意力，避免患者直视菌液，减轻由心理因素导致的恶心呕吐等不良反应。

4. 需分批次复温，单次复温不超过 10 人次。水温加热至 36.5℃时，< 10 人次需复温 20 ~ 25 min。

5. 菌液开始复温至移植结束总时间应 < 2 h，避免菌液在常温下放置时间过长而降低菌群的存活率。

6. 检查鼻肠管外露长度，确保鼻肠管在位。

7. 0.9% NS 需加热，避免过冷刺激肠道引起痉挛，菌液推注前推注 0.9% NS 检查鼻肠管是否通畅，菌液推注后再次推注 0.9% NS 将残留在鼻肠管内的菌液送至肠道内。

8. 100 ml 菌液在 3 ~ 6 min 内匀速推注完成，过快易引起恶心、腹胀等不适。

9. 推注菌液前后使用 75% 酒精消毒鼻肠管头端，避免交叉感染。

10. 若患者耐力允许，移植后适度运动 30 min，促进肠蠕动。

11. 移植前后禁食 1 h 或暂停肠内营养输注 30 min，使菌液与肠壁充分接触定植。

12. 如患者灌肠，需与移植间隔 1 h 以上。

五、相关知识链接

1. 什么是菌群移植（FMT）？

答：FMT 是将健康人的粪便菌群以某种途径移植到患者肠道内，使其中的功能菌群在患者体内重建新的、具有多样性的肠道菌群，以达到治疗肠道内及肠道外疾病的目的。

2. 菌群移植适合哪些疾病？

答：目前已被临床医学指南及共识推荐用于治疗复发性或难治性艰难梭菌感染，并逐渐推广至慢性便秘、慢性腹泻、IBS、IBD 等肠道功能性和器质性疾病，以及神经精神系统（自闭症、焦虑和抑郁症、帕金森病）、代谢系统、免疫系统等疾病的治疗。

3. 菌群移植方式有哪些？

答：包括口服胶囊、胃镜、鼻肠管、经皮内镜胃 / 肠造瘘管、结肠镜、结肠镜置管、保留灌肠等。

第三章　肠内营养液配制

第一节　家庭匀浆膳配制

一、操作目的

掌握家庭匀浆膳的配制方法。

二、用物准备

1. 物品准备：破壁机、消毒柜、带刻度量筒/量杯、食物秤、搅棒器/搅拌筷、剪刀、无菌纱布等。器具（如：容器、剪刀等）应使用耐高温可消毒材质的，便于清洗和灭菌消毒。

可用食材：面包、馒头、烂饭、面条、牛奶、豆浆、豆腐、熟肉类、叶菜、瓜茄、植物油、盐等。

2. 环境准备：操作台面清洁，以酒精擦拭消毒。

3. 人员准备：仪表端庄，着装整齐，洗手，戴口罩。

三、操作流程

1. 根据患者病情、能量需求配制匀浆膳。

2. 操作人员洗手，戴口罩、帽子，进入配制区域。

3. 用有效浓度的消毒液擦拭配制台面，消毒地面。煮沸/消毒配制用容器，准备好配制所需的温开水，放于配制台上备用。

4. 按照医嘱准备各种食物，食物需按医嘱数量称量备用。

5. 食物洗净、去骨、去皮、去刺，切成小块煮熟。譬如西红柿去皮，仔排去骨，鱼去刺，鸡蛋煮熟去壳分成块等。

6. 将各种熟食装入破壁机，加温开水至需要量后，加食盐和植物油，搅拌成匀浆，然后分装在密封包装袋/杯中。

7. 匀浆膳现配现用，配制后常温下放置时间不超过4h。配制完毕但暂时未能输注的匀浆膳，冷却后可放入4℃冰箱内保存，限24h内使用。

8. 配制完毕，将配制台用温水清洗干净，仔细清洗器具，然后放入消毒柜内消毒。

四、注意事项

1. 食品新鲜、卫生，所有用具清洗消毒后方可使用。

2. 自制匀浆膳可选食物范围较大，所用食物必须先洗净、去骨、去皮、去刺，切成小块煮熟。

3. 使用破壁机时，机器每转动 2~3 min 需稍停片刻，然后再开机，以防连续转动致机器受损。

4. 匀浆膳现配现用，配制后常温下放置时间不超过 4 h。

5. 配制完毕但暂未能输注的匀浆膳应放置于 4℃ 冰箱中，输注前应加温消毒后再使用。

第二节　口服肠内营养制剂配制

一、操作目的

根据不同患者的疾病及摄食情况，合理配制口服肠内营养制剂，为患者提供有效的营养支持。

二、用物准备

1. 物品准备：独立的配制室，标准的传递窗口，有空气消毒净化设备、降温设备，根据需求配备操作台、天平秤、搅拌器（机）、匀浆机、电磁炉、微波炉、量杯、冰箱、阴凉柜、净化工作台、清洗消毒设备及各种配制设备等。

2. 环境准备：配制室需与污染源隔离，室内不能有明沟，总面积在 60 m^2 以上，可分为更衣区、清洗消毒区、配制区、发放区等，地面应耐磨、防滑、防静电。配制室要人流、物流分开。洁净区与非洁净区需划分明确。

3. 人员准备：应由营养专业人员（或卫生专业人员）负责配制。

三、操作流程

1. 配制人员遵循"七步洗手法"洗手，更衣，戴帽子、口罩、无菌手套，遵守无菌操作原则。

2. 环境消毒：每次配制前，配制人员提前 30 min 启动空气层流系统消毒净化配制间，操作台面用 75% 乙醇擦拭。

3. 检查、核对和清洁调配物品：检查调配器具有无破损，营养制剂有无变质、有无破损及有效期。核对调配物品，合理放置，减少配制时走动。用 75% 乙醇的无绒抹布擦拭其整个外表。

4. 严格按照处方单将所需的肠内营养制剂加入灭菌容器内，加入配制用水（40～60℃）搅拌均匀，过滤后分装到灭菌的肠内营养液包装容器内。

5. 每批次营养液留取 10 ml 样品；置于 4℃冰箱中冷藏保存。

6. 将营养液标签（内容包含患者的姓名、床号、营养液使用时间和配制日期等信息）贴在肠内营养液包装容器上。

7. 肠内营养液配制结束后，用专用拖把擦洗地面，用清水清洗操作台，待干后，用 75% 乙醇擦拭消毒，流动水清洗器具，然后进行配制用具的灭菌消毒；配制过程产生的干垃圾随配制人员带出。

四、注意事项

1. 注意器具灭菌，根据不同材质灭菌要求选择合适的灭菌方案。

2. 配制室地面和污物桶应使用消毒液定期消毒灭菌，至少一周一次。

3. 定期做空气培养或按照层流设备说明进行清洁、消毒和监测。

4. 营养技师协助营养医师，深入病房观察病情变化，及时了解消化吸收情况，随时与临床医生联系，按病情调整膳食。

5. 目前，智能化配制室在逐渐建立和完善，已有部分医院配制室有全自动营养液配制机。需注意机器配制准确度，按照说明清洗消毒，做好留样工作，定期进行营养液质量控制。

6. 营养液现配现用；如不立即使用，需置于4℃冰箱内冷藏保存，限24 h内使用；营养液开封后应尽快使用。

第四章　肠内营养液输注相关操作

第一节　经鼻胃（肠）管肠内营养输注

一、操作目的

肠内营养是指经胃肠道提供维持人体代谢所需营养素的一种方法，途径包括经口或喂养管。临床上多指经管饲提供肠内营养。

二、用物准备

1. 物品准备：治疗巾、治疗盘、注射器、营养专用输注管、鼻饲盘、温开水、纱布。

2. 患者准备：取仰卧位，评估患者意识及合作程度，向患者解释，取得患者配合。

3. 环境准备：环境安静整洁，光线充足，温湿度适宜。

4. 人员准备：仪表端庄，衣帽整洁，洗手，戴口罩。

三、操作流程

1. 护士衣帽整洁，洗手，戴口罩。准备用物。

2. 核对医嘱，患者取仰卧位；悬挂营养液并排气。

3. 从肠内营养管外露端注入 20 ml 温开水冲洗管道。

4. 再次核对，连接营养输注管。

5. 酌情调节输注速度，酌情用电子加温器给营养液加温；悬挂肠内营养标识。

6. 输注结束后注入 20 ml 温开水冲洗管道。

7. 肠内营养管末端用纱布包裹，固定于适当处。

四、注意事项

1. 每次输注前需判断肠内营养管的位置。

2. 注食后尽量不搬动患者，以免引起呕吐。

3. 长期鼻饲者，应每天进行口腔护理 2 次。

4. 注意观察患者病情变化，及时与患者交流，关心体贴患者。

5. 注意营养液浓度、温度和注入的速度。

6. 堵管后不要强行冲洗管道，应根据营养液的 pH 选择溶解液。

第二节　经鼻胃（肠）管匀浆膳推注

一、操作目的

适用于不能经口进食的患者，为患者提供营养支持。

二、用物准备

1. 物品准备：50 ml 注射器、温开水、匀浆膳、治疗巾、纱布、皮筋、洗手液、医疗及生活垃圾桶。

2. 患者准备：取合适体位，适当抬高床头 30°~ 45°。

3. 环境准备：温度适宜，保护患者隐私。

4. 人员准备：着装规范，仪表大方，态度和蔼；洗手，戴口罩。

三、操作流程

1. 操作前评估

（1）患者病情、治疗情况。

（2）患者心理状态、自理能力与合作程度，是否愿意配合观察、治疗。

（3）患者有无腹部不适、腹泻、胃潴留等情况：① 腹部不适：腹痛、腹胀、恶心呕吐等；② 胃潴留：首选胃残余量作为临床指标。

（4）患者目前肠内营养支持的途径、喂养管位置及喂养管路通畅情况。

（5）检查喂养管深度并核对标识。

2. 护士衣帽整洁，洗手，戴口罩，准备用物。

3. 携医嘱本双向核对患者，向患者解释推注匀浆膳的目的、方法，取得患者的配合。

4. 将匀浆膳加热至 37~40℃之间，可将匀浆膳滴于手腕内侧测试温度，以不感觉烫为宜。

5. 患者取合适体位，适当抬高床头 30°~ 45° 。

6. 洗手，将无菌治疗巾铺于导管下。

7. 先回抽，见有消化液抽出，再以脉冲式手法注入 20 ml 温水，以确认喂养管在位、通畅。

8. 抽取匀浆膳，使用注射器缓慢注入喂养管，根据总量分次推注，单次剂量在 200 ml 左右，不超过 400 ml。

9. 再以脉冲式手法注入 20 ml 温水。

10. 将胃管末端抬高反折，纱布包好后用橡皮圈缠紧，视外露长度决定是否需要用别针固定于患者枕旁。

11. 安置患者，整理床单位。

12. 洗手，记录匀浆膳剂量、途径、鼻饲时间及患者反应，护士签名。

13. 终末处理：医疗、生活垃圾分类放置。

四、注意事项

1. 两次喂养间隔时间不短于 2 h。

2. 长期使用匀浆膳需关注提供的能量是否能够完全满足患者的需求。

五、相关知识链接

1. 什么是匀浆膳?

答：匀浆膳是根据个体需求，在自然饮食基础上，经过平衡设计和体外粉碎研磨，配制成的一种能量充足、比例恰当、营养成分齐全的流质膳食，是管饲患者及部分咀嚼能力弱和（或）胃肠功能退化人群的主要饮食，能有效改善个体的饮食耐受、代谢能力和营养水平，稳定内环境，降低误吸风险。

2. 匀浆膳不同应用周期的营养指导和监控重点分别是什么?

答：（1）启动期：患者对于容量、浓度、速度等因素初始量和变化梯度的耐受。

（2）调整期：平稳过渡营养配比和喂养模式转化，监控营养指标获益和变化。

（3）稳定期：患者远期获益、方案执行和照护衔接教育及执行能力。

3. 匀浆膳餐次安排：通过餐次调整患者全天的营养总量，一天餐次可分别规划为 4、5、6、7 餐，其中 5、6 两种餐次具有普适性。5 餐时间安排为 8:00、11:00、14:00、17:00、20:00；6 餐时间安排为 6:30、9:30、12:30、15:30、18:30、21:30。

第三节　肠内营养泵使用

一、操作目的

肠内营养泵为患者提供稳定、持续、精准、匀速的肠道营养液灌注率，避免快速灌注引起的胃肠道并发症，满足患者临床营养支持需要，促进病情恢复，减轻护理人员的工作量。

二、用物准备

1. 物品准备：肠内营养泵、专用营养泵管、肠内营养液、温开水（38～40℃）、50 ml 空针 1 副、鼻贴、快速手消毒液。

2. 患者准备：评估患者意识及合作程度，向患者解释，取得患者配合。患者取坐位或舒适半卧位（上身抬高 30°～45°）；评估人工气道患者，检查气囊是否充足。

3. 环境准备：电源可及，环境宽敞，便于肠内营养泵固定或移动，安静整洁，光线充足，温湿度适宜。

4. 人员准备：确认患者医嘱，掌握患者肠内营养输注液配制效期，仪表端庄，着装整齐，洗手，戴口罩。

三、操作流程

1. 护士衣帽整洁，洗手，戴口罩。

2. 确认患者身份，评估患者病情、意识和合作程度，解释操作目的、方法，取得患者合作，协助患者取取坐位或舒适半卧位（上身抬高 30°～45°）。

3. 评估喂养管的置入刻度和固定情况，询问患者有无腹胀、腹泻、呕吐等。

4. 用 50 ml 空针连接喂养管，注入温开水 20 ml，查看推注是否有阻力。

5. 固定肠内营养泵，连接电源，按"ON"键开机，悬挂肠内营养液，安装营养管，必要时安装加温器。

6. 调节肠内营养泵运行输注参数：设置总量、流速、营养液温度。

7. 按排气键，进行二次排气，再次检查确保无气泡，连接肠内营养喂养管，妥善固定。

8. 打开营养泵管调节器，按"启动"键启动肠内营养泵，开始输注，再次核对。

9. 告知患者或其家属注意事项，进行健康教育，做好肠内营养输注记录，内容包括肠内营养液的名称、剂量和浓度、速率等。

10. 输注期间勤巡视，观察肠内营养泵运行情况，及时处理故障；观察患者有无腹胀、腹泻、呕吐等肠道不耐受情况，病情允许时鼓励患者适当卧床或进行床边活动。

11. 营养液输注完毕：执行手卫生；确认患者身份，评估患者有无呕吐、腹胀、腹痛等不适。

12. 按"OFF"键，按下肠内营养泵的暂停键，关闭调节器，关机。

13. 分离营养管，用空针采用正压脉冲手法向营养管内注入温开水 20 ml，确认营养管路通畅、末端封闭并给予妥善固定。

14. 安置患者舒适体位（肠内营养结束后仍保持半卧位至少 30 min），予健康教育。

四、注意事项

1. 使用肠内营养泵的目的是什么？

答：为患者提供稳定、持续、精准、匀速的肠道营养液灌注率，避免快速灌注引起的胃肠道并发症，达到满足患者临床营养支持需要，促进病情恢复，减轻护理人员的工作量。

2. 使用肠内营养泵前评估内容有哪些？

答：评估患者肠内营养管位置及是否通畅；评估肠内营养管置入类型，选择合适的营养泵管连接使用；评估患者胃潴留情况。

3. 使用肠内营养泵期间，连接管何时更换？

答：使用期间连接管每 24 h 更换。

4. 肠内营养液速度如何调节？

答：根据患者病情进行调节，一般输注速度由慢到快，从开始的 20～50 ml/h，如病人耐受良好，之后每 12～24 h 递增 20 ml/h，以不超过 120 ml/h 为宜。

5. 肠内营养泵输注期间做到哪"六度"？

答：要做到角度适宜，温度适宜，营养液浓度适宜，输注速度适宜，清洁度适宜，舒适度适宜。

6. 肠内营养液输注时如何预防堵管？

答：连续肠内营养时，每隔 4 h 用 30 ml 温开水正压脉冲式冲管 1 次，并用手指轻揉管壁，彻底清洗；导管给药时注意配伍禁忌，药物一定要完全碾碎，给药后正压脉冲式冲洗导管；输注不畅时，用 5 ml 针筒加压冲洗；必要时用胰酶＋碳酸氢钠溶液冲管。

7. 使用肠内营养泵期间给予患者的健康教育包括哪些内容？

答：翻身时注意输注管道，避免管道扭曲、受压、折叠、牵拉；管道堵塞、断流、营养液结束等情况仪器会报警，请不要紧张，按呼叫器通知护士处置；仪器有备用电源功能，下床时可拔掉电源随身移动；仪器参数已设定好，请不要自行调节。

8. 如何做好肠内营养泵的日常维护保养？

答：平时有专人保管，定时检查；使用时轻拿轻放，用毕及时清洁仪器，移除电源；定期对肠内营养泵进行检查和充电，长时间不用的仪器要重新充电至少 10 h；远离火源及热源；出现故障及时维修。

五、相关知识链接

常见肠内营养泵故障及排除方法有哪些？

答：详见表 4-1。

表 4-1 肠内营养泵故障原因及排除方法

故障	故障原因	排除方法
NO SET	未安装泵管或泵管未安装正确	确认泵管安装到位
BATT	电池电量不足	立即连接电源进行充电
DOOR	泵门没关	检查泵门有无关闭
OCC IN	上游堵塞	确认营养液的余量
OCC OUT	下游堵塞	检查泵管通路是否通畅
AIR	泵管里有空气	按"FILL SET"键进行排气
PROG	流速为 0	确认参数后重新运行
PUSH START	一直没有键被按动超过 3 min	运行或关闭泵
FILL SET	泵正在自动排气	等待排气完成或按动"FILL SET"键及时终止
END OF DOSE	输注量达到设定值	消除总量

第四节 胃（空肠）造口管（PEG/J管）肠内营养输注

一、操作目的

1. 为不能经口进食或经口进食不足的患者补充营养。

2. 减少肠内营养使用过程中并发症的发生。

二、用物准备

1. 物品准备：肠内营养输注泵、肠内营养泵管，20 ml注射器1~2副，温开水，标识，启瓶器，棉签，治疗巾，洗手液，医疗及生活垃圾桶。

2. 患者准备：评估患者意识及合作程度，向患者解释，取得患者配合。

3. 环境准备：环境安静整洁，光线充足，温湿度适宜。

4. 人员准备：仪表端庄，着装整齐、洗手戴口罩。

三、操作流程

1. 操作前评估：① 患者病情、治疗情况；② 喂养管通畅情况；③ 患者心理状态与合作程度，是否愿意配合观察、治疗。

2. 转抄医嘱，核对信息。

3. 检查肠内营养泵性能是否完好，营养液及泵管的有效期及质量。

4. 取合适体位，适当抬高床头30°~45°。

5. 再次洗手，将无菌治疗巾铺于PEG/J管下。

6. 检查PEG/J管深度并核对标识。

7. 用酒精棉签消毒喂养管管口。

8. 先回抽，见有消化液后以温开水脉冲式冲管。

9. 固定肠内营养泵，连接电源。

10. 打开肠内营养液，悬挂于输液架上。

11. 正确安装泵管。

12. 开机排气，调节合适速度，连接喂养管，按"启动"键。

13. 泵管上贴好途径及日期标识。

14. 将肠内营养标识牌悬挂于输液架上。

15. 安置患者，整理床单位：洗手，记录营养液种类、输注时间、速度、量及患者反应，护士签名。

16. 终末处理：医疗、生活垃圾分类放置处理。

四、注意事项

1. 肠内营养的"六度"是什么？

答：温度、浓度、速度、角度、清洁度、舒适度。

2. PEG/J 导管肠内营养输注适宜哪些人群？肠内营养管路应多长时间更换一次？

答：需要长期（42 d 以上）使用肠内营养的人群即可考虑。肠内营养输注管路应 24 h 更换一次。

3. 肠内营养的常见并发症有哪些？

答：胃肠道并发症、感染并发症、机械并发症、代谢并发症、精神并发症。

4. PEG/J 导管肠内营养输注的常见并发症有哪些？

答：皮肤感染、导管堵塞、肉芽生长、导管断裂、胃瘘、包埋综合征。

5. 肠内营养的"六防"是什么？

答：防堵管、防误吸、防移位、防拔管、防接错、防污染。

第五节　开放式间断性胃液回输

一、操作目的

维持胃肠功能完整性，改善营养吸收，减少液体、电解质的丢失，减少并发症，同时刺激胃、肠黏膜，恢复胃肠功能，保护胃屏障，防止胃内细菌异位。

二、用物准备

1. 物品准备：负压引流装置收集瓶 2 个、50 ml 无菌注射器 1 个、漏斗 1 个、纱布若干块、一次性输液器 1 个、输液网套 1 个、碘伏、棉签、无菌手套。

2. 患者准备：查对患者并解释操作目的，评估患者病情及治疗情况，评估引流管是否通畅；评估患者心理状态和合作程度，协助患者如厕，做好准备。

3. 环境准备：环境宽敞明亮，30 min 内无人打扫，无扬尘，设有屏风或床帘遮挡以保护患者隐私。

4. 人员准备：操作者衣、帽、鞋穿戴整齐，修剪指甲，"七步洗手法"洗手，戴口罩。

三、操作流程

1. 胃液回收

（1）携用物至患者床旁，核对患者床号、姓名、腕带，行相关解释，协助患者取合适体位。

（2）观察患者鼻腔黏膜情况，观察胃管置入长度，鼻贴固定情况，观察引流袋内胃液颜色、性状、量。

（3）洗手，铺无菌巾。

（4）取下固定的别针，夹闭胃管。

（5）分离负压引流装置与胃管，按顺序消毒胃管接口内侧面、外侧面及接口平面 2 次。

（6）打开新的负压引流装置，检查其完整度，调整为负压状态，用纱布包好接口并将胃管与负压引流装置连接，保持有效吸引并妥善固定。

2. 胃液回输

（1）将胃液从负压引流装取出后，取双层无菌纱布进行 2 次过滤后装入无菌盐水瓶内，盖好瓶塞。

（2）打开鼻胃管（鼻空肠管），用20 ml针筒抽10～20 ml温水缓慢向鼻胃管（鼻空肠管）内注入，以冲洗反流入鼻胃管（鼻空肠管）的消化液及残渣，使管道通畅。

（3）消毒瓶口，将输液器与鼻胃管（鼻空肠管）相连接，局部用一段胶布固定，防止管道脱开造成胃液外漏，以输液的方法，将胃液缓慢滴入胃（空肠）内。

（4）调节胃液输入速度，开始以20 ml/h的速度输注，后可缓慢调节速度至100 ml/h，防止过快引起病人不适。如果在输注的过程中患者出现不适，应及时调慢滴速或停止输入，观察至患者恢复正常。

（5）胃液输入完毕后，用20～30 ml温水将鼻胃管（鼻空肠管）内胃液冲洗干净，妥善固定。

四、注意事项

1. 病情观察：注意观察患者的意识、精神状态、生命体征，观察有无腹泻、腹痛情况。

2. 严密观察患者引流出来的胃液颜色、性状，定期做培养，发现培养阳性以及怀疑污染应禁止回输。

3. 严格执行无菌操作。

4. 注意回输过程中浓度、速度、温度控制（浓度：需适当稀释。温度：38～40 ℃。速度：循序渐进，开始时20 ml/h，如无腹部症状，缓慢调节至100 ml/h）。

5. 引流液应及时回输，引流液放置时间不超过4 h。

6. 妥善固定导管，防止其受压、折叠、扭曲。

7. 每次收集输注后注意更换体外导管，输注前后用20～30 ml温开水冲管，输注期间每隔4 h冲管一次。

8. 输注前注意严格过滤胃液，预防导管堵塞。

9. 导管堵塞处理：5%碳酸氢钠溶液＋糜蛋白酶反复冲吸。

10. 腹胀腹泻处理：查明原因，适当降低输注浓度、速度等，症状严重时停止回输；必要时使用胃肠动力药，促进胃肠蠕动，减轻腹胀；给予收敛剂和缓泻剂，改善腹泻症状。

11. 心理护理：耐心解释胃液回输的目的、优点、必要性，以及在输注过程中可能发生的并发症，如腹泻、恶心、腹胀等，使患者对治疗过程中的不良反应有一定的心理准备；输注过程中定时巡查病房，及时处理不良反应，提升患者安全感。

五、相关知识链接

1. 什么是胃液回输？

答：正常胃液分泌量为 1 500～2 500 ml，胃液收集在无菌容器内，经处理后或直接回输入患者消化道内。

2. 简述胃液回输的临床意义。

答：胃液回输可以恢复消化液在胃肠内的循环，保持胃肠道的相对连续性和完整性，从而减少消化酶的丢失和水、电解质紊乱及并发症的发生。胃液回输的主要目的是促进患者对肠内营养物质的消化吸收，可防止小肠萎缩，增加小肠蛋白质、DNA 含量，促进细胞分裂增殖，便于手术时肠管分离和吻合。同时，消化道空置时，蠕动减弱以致消失，细菌将大量繁殖并向上蔓延，可引起内源性感染及毒血症，而胃液回输可增加胃肠道的血液供应，刺激内脏神经支配消化道和消化道激素分泌，保护胃肠道的正常菌群和免疫系统，对维持胃肠道的正常结构和肠黏膜屏障及生理功能、减少细菌移位具有重要意义。

3. 简述消化液回输的优点。

答：① 消化液回输是一种有效、经济、简单的营养支持模式；② 能有效促进患者对肠内营养物质的吸收；③ 有效维持患者内环境的稳定；④ 明显减少机体消化液的丢失；⑤ 减少机体外周静脉补液的负荷；⑥ 维持肠道黏膜细胞结构与功能的完整性，支持肠黏膜屏障；⑦ 明显减少肠道细菌移位和肠源性感染的发生；⑧ 有效保持肠管形态，预防肠管萎缩；

4. 消化液回输方法有哪些？

答：根据消化液的来源分类可分为自体消化液回输和异体消化液回输两类；根据回输过程的密闭性分类可分为开放式消化液回输和密闭式消化液回输（此方法适用于消化液干净无杂质的情况）两类；根据回输时间分类可分为持续性消化液回输和间断性消化液回输两类。

第六节　开放式间断性胆汁回输

一、操作目的

维持肠道的酸碱平衡和胃肠功能，促进脂肪的消化、脂溶性维生素的吸收，维护肠黏膜屏障的结构与功能的完整性，维持肠道菌群的平衡，促进患者对胃肠道内营养物质的消化吸收，促进肠蠕动，刺激内脏神经支配消化道和消化道激素的分泌，保护胃肠道的正常菌群和免疫系统，维持胃肠道的功能，保护肠黏膜屏障和减少细菌移位，加快患者康复。

二、用物准备

1. 物品准备：治疗车、无菌盘 1 个、无菌治疗碗 1 个、无菌治疗巾 1 块、夹子 1 个、胶布、无菌盐水瓶 1 个、漏斗 1 个、无菌纱布若干块、一次性引流袋 1 个、20 ml 无菌注射器 1 个、一次性输液器 1 个、输液网套 1 个、消毒棉球、无菌手套、快速手消液 1 瓶。

2. 患者准备：查对患者并解释操作目的，评估患者病情及治疗情况，评估引流管是否通畅；评估患者心理状态和合作程度，协助患者上好厕所，做好准备。

3. 环境准备：环境宽敞明亮，30 min 内无人打扫，无扬尘，设有屏风或床帘遮挡以保护患者隐私。

4. 人员准备：操作者衣、帽、鞋穿戴整齐，修剪指甲，"七步洗手法"洗手，戴口罩。

三、操作流程

1. 胆汁回收

（1）核对：携用物至患者床旁，核对患者床号、姓名、腕带，协助患者取合适体位。

（2）观察引流部位皮肤、纱布是否干燥清洁，是否有胆汁漏出，观察引流袋内胆汁颜色、性状、量。

（3）在接口上 3 cm 夹闭 T 管，铺无菌巾于引流管下，并将无菌治疗碗、治疗盘、消毒棉球、无菌引流袋放于无菌治疗巾内。

（4）戴无菌手套，消毒：第一个棉球从接口处螺旋向上消毒约 3 cm；第二个棉球从接口出螺旋向下消毒约 3 cm；第三个棉球固定于接口处。

（5）分离引流袋，并接好新的引流袋，观察是否通畅。

（6）妥善固定 T 管及引流袋，确保无扭曲、折叠，并让引流袋低于伤口平面，防止逆流。

2. 胆汁回输

（1）将胆汁从引流袋取出后，取双层无菌纱布进行 2 次过滤后装入无菌盐水瓶内，盖好瓶塞。

（2）打开鼻胃管（鼻空肠管），用 20 ml 针筒抽 10～20 ml 温水缓慢向鼻胃管（鼻空肠管）内注入，以冲洗反流入鼻胃管（鼻空肠管）的消化液及残渣，使管道通畅。

（3）消毒瓶口，将输液器与鼻胃管（鼻空肠管）相连接，局部用一段胶布固定，防止管道脱开造成胆汁外漏，以输液的方法将胆汁缓慢滴入胃（空肠）内。

（4）调节胆汁输入速度，开始以 20 ml/h 的速度输注，后可缓慢调节速度至 100 ml/h，防止过快引起病人腹胀甚至腹泻。如果在输胆汁的过程中患者出现腹胀，应及时调慢滴速或停止输入，观察至患者恢复正常。

（5）胆汁输入完毕后，用 20～30 ml 温水将鼻胃管（鼻空肠管）内胆汁冲洗干净，妥善固定。

四、注意事项

1. 病情观察：注意观察患者的意识、精神状态、生命体征，观察有无腹泻、腹痛情况。

2. 严密观察患者引流出来的胆汁颜色、性状，定期做培养，发现培养阳性以及怀疑污染应禁止回输。

3. 严格执行无菌操作。

4. 注意回输过程中浓度、速度、温度控制（浓度：需适当稀释。温度：38～40℃。速度：循序渐进，开始时 20 ml/h，如无腹部症状，缓慢调节至 100 ml/h）。

5. 引流液应及时回输，12 h 内输注完毕。

6. 妥善固定导管，防止其受压、折叠、扭曲。

7. 每次收集输注后注意更换体外导管，输注前后用 20～30 ml 温开水冲管，输注期间每隔 4 h 冲管一次。

8. 详细记录患者每次的引流量及回输量，记录引流液颜色、性状、量、气味等。

9. 心理护理：耐心解释胆汁回输的目的、优点、必要性，以及在输注过程中可能发生的并发症如腹泻、恶心、腹胀等，使患者对治疗过程中的不良反应有一定的心理准备；输注过程中定时巡查病房，及时处理不良反应，提升患者安全感。

五、相关知识链接

1. 什么是胆汁回输？

答：正常胆汁分泌量为 800~1 000 ml，胆汁收集在无菌容器内，经处理后或直接回输入患者消化道内。

2. 简述胆汁回输的临床意义。

答：胆汁回输可以恢复消化液在胃肠内的循环，保持胃肠道的相对连续性和完整性，从而减少消化酶的丢失和水、电解质紊乱及并发症的发生。胆汁回输的主要目的是促进患者对肠内营养物质的消化吸收，可防止小肠萎缩，增加小肠蛋白质、DNA 含量，促进细胞分裂增殖，便于手术时肠管分离和吻合。同时，消化道空置时，蠕动减弱以致消失，细菌将大量繁殖并向上蔓延，可引起内源性感染及毒血症，而胆汁回输可增加胃肠道的血液供应，刺激内脏神经支配消化道和消化道激素分泌，保护胃肠道的正常菌群和免疫系统，对维持胃肠道的正常结构和肠黏膜屏障及生理功能、减少细菌移位具有重要意义。

3. 简述胆汁回输的优点。

答：① 胆汁回输是一种有效、经济、简单的营养支持模式；② 能有效促进患者对肠内营养物质的吸收；③ 有效维持患者内稳态的稳定；④ 减少机体外周静脉补液的负荷；⑤ 明显减少肠道细菌移位和肠源性感染的发生；⑥ 有效保持肠管形态，预防肠管萎缩；⑦ 加强患者自身利胆的作用，促进肝细胞分泌胆汁，维持正常的肠肝循环；⑧ 反射性刺激肝脏制造更多的胆盐，刺激肠蠕动，促进排气。

4. 消化液回输方法有哪些？

答：根据消化液的来源分类可分为自体消化液回输和异体消化液回输两类；根据回输过程的密闭性分类可分为开放式消化液回输和密闭式消化液回输（此方法适用于消化液干净无杂质的情况）两类；根据回输时间分类可分为持续性消化液回输和间断性消化液回输两类。本操作使用的是自体开放式间断性胆汁回输。

第七节　颈段造瘘术后管饲

一、操作目的

鼻咽癌是我国南方地区比较常见的头颈部恶性肿瘤。几乎所有鼻咽癌病例均接受放疗，并可能会出现口干、张口困难、吞咽困难、颈部活动受限等放疗后副作用。鼻咽癌放疗后吞咽困难与以下因素有关：① 放疗后咀嚼肌及颞颌关节纤维化，患者难以经口进食；② 放疗时射线对颅神经的损伤致咽反射、软腭反射消失；③ 放疗破坏口腔唾涎腺，出现口干。鼻咽癌放疗后吞咽困难和呛咳不可逆，尚无有效治疗方法；吸入性肺炎（误吸引起）是鼻咽癌放疗后主要死因之一，严重影响患者生活质量。目前，放疗后重度吞咽困难患者改善营养的治疗方式主要是管饲，管饲主要有经鼻插管、经皮胃造瘘、胃造瘘、空肠造瘘等。食管颈部造瘘术是治疗鼻咽癌放疗后严重吞咽困难的有效手段，而且与鼻胃管、胃造瘘、空肠造瘘等常见方式进行比较具有一定的优越性。因此，对明显张口受限或和具有多对复合颅神经损伤，康复训练无效果者，及时实施该术式可以明显改善患者的生存质量。

二、用物准备

1. 物品准备：镜子 1 面、18 号胃管 1 条、宽胶布 1 卷、软布 1 块、50 ml 注射器 1 个、温开水一杯约 100 ml，鼻饲肠内营养液适量。

2. 患者准备：穿低领开襟上衣。

3. 环境准备：宽敞、明亮、安静，人员走动少。

4. 人员准备：患者家属或医护人员。

三、操作流程

1. 造瘘口护理干预的评估：评估造瘘口周围是否有红肿、渗液、渗血的情况。

2. 操作示范：嘱患者准备一面小镜子，在进食时让患者对着镜子看护士示范插胃管的过程，说明插入深度约 30～40 cm（图 4-7-1）。

3. 再让患者对着镜子自行插胃管，直到完全掌握。此过程邀请患者家属一同参与学习（图 4-7-2）。

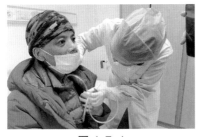
图 4-7-1

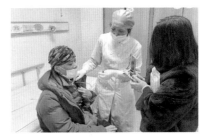
图 4-7-2

4. 准备注食前先用温毛巾清理造瘘口皮肤。

5. 准备好鼻饲所需要的肠内营养液食材，测量置入胃管所需要的深度 30～35 cm，准备好一条长约 8 cm 的宽胶布用于固定胃管。对着镜子进行置胃管的操作。

6. 用 50 ml 注食器从胃管缓缓注入温开水，患者无不适后再注入肠内营养液食材，第一次先注入 100 ml，第二次注入 200～300 ml，以后可根据患者的需求增加流质的量，每次注入量不超过 500 ml，以免引起呕吐。

7. 注入食物后，再注入温开水冲洗管道。

8. 管饲完后拔出胃管。拔除胃管的时候，头部稍后仰。

9. 清洗干净胃管，放于干净容器内备下次用。清理造瘘口周围皮肤。

四、注意事项

1. 管饲结束后 15～30 min 内不要马上平卧，可取半坐卧位或坐位，借重力和坡度防止胃内容物反流，预防呕吐和呛咳发生。

2. 告知患者可根据自己的需要增加管饲的量及次数，每次管饲量最多不超过 2 000 ml。

3. 外出穿高领衣服或戴上专用的围巾，防灰尘或飞蚊进入瘘口，且不影响外观。

4. 食物的营养搭配应合理，建议用破壁机将食物如米饭、青菜、胡萝卜、肉类（去皮，去骨、刺）适量加水搅拌煮成糊状，不宜太稀。

5. 颈段食道造瘘口周皮肤护理：洗澡、洗脸时防水污染瘘口周皮肤。对造瘘口出现明显红肿、渗出物者进行换药处理。嘱患者每餐管饲前、后用凉开水局部清洁造瘘口周皮肤，以防感染。

6. 因无经口进食，患者易口干，应指导患者每天定时行咀嚼运动、漱口。

五、相关知识链接

1. 简述颈段食道造瘘术的手术方法。

答：全麻或颈丛麻后，选择胸锁关节至环状软骨水平的胸锁乳突肌前缘斜行切口，切断甲状腺中静脉，解剖并保护喉返神经，分离出颈段食管约 2~3 cm。食管入口闭锁者，将闭锁下方食管横断，与颈部切口皮肤缝合；食管无闭锁者，将该段食管拉向切口，纵向切开食管约 2 cm，两侧黏膜缘分别与切口皮肤缝合，形成 2 cm×0.5 cm 的食管瘘口。从该瘘口插入胃管管饲。

2. 简述颈段食道造瘘术术前准备。

答：术前常规禁饮食 6~8 h；做好术前颈部皮肤评估，颈部皮肤无感染及皮损方可行此手术；注意术前心理护理，让手术成功病例行现身说法或给患者传阅有该疾病图片资料，增强患者信心。

3. 简述颈段食道造瘘术后造瘘口护理干预的评估和记录指标。

答：① 伤口位置及外观。② 伤口测量。局部标尺拍照、线状测量。③ 伤口渗出液。渗出液的量、颜色、气味。④ 疼痛及压痛感。强度、位置、发用时间、持续时间。

第八节　肠内喂养管给药

一、操作目的

适用于不能经口服药的患者，保证治疗药物正常吸收。

二、用物准备

1. 物品准备：20 ml 注射器、温开水、治疗巾、研磨器、药物、洗手液、医疗及生活垃圾桶。

2. 患者准备：取合适体位，适当抬高床头 30°～45°。

3. 环境准备：温度适宜，保护患者隐私。

4. 人员准备：着装规范，仪表大方，态度和蔼；洗手，戴口罩。

三、操作流程

1. 评估

（1）患者病情、治疗情况。

（2）心理状态、自理能力与合作程度，是否愿意配合观察、治疗。

（3）患者有无腹部不适、腹泻、胃潴留等情况：

① 腹部不适：腹痛、腹胀、恶心呕吐等；

② 胃潴留：首选胃残余量作为临床指标。

（4）患者目前肠内营养支持的途径、喂养管位置及喂养管路通畅情况。

（5）检查喂养管深度并核对标识。

（6）药物名称、剂量，给药途径（遵医嘱可以经肠内喂养管注入）。

2. 携医嘱本双向核对患者，向患者解释肠内营养给药的目的、方法，取得患者的配合。

3. 取合适体位，适当抬高床头 30°～45°。

4. 洗手，将无菌治疗巾铺于导管下。

5. 准备药物

（1）片状药物：碾碎。

（2）胶囊药物：打开胶囊，将胶囊内药物倒出。

（3）用温开水完全溶解。

6. 暂停输注肠内营养液。

7. 先回抽，见有消化液抽出，再以脉冲式手法注入 20 ml 温水，以确认喂养管在位、通畅。

8. 抽取药液，注入喂养管内。

9. 再以脉冲式手法注入 20 ml 温水。

10. 连接喂养管，运行肠内营养泵。

11. 再次核对医嘱及药袋。

12. 安置患者，保持半卧位 30 ~ 60 min，整理床单位。

13. 洗手，记录药品的名称、剂量，给药途径，给药时间及患者反应，护士签名。

14. 终末处理，医疗、生活垃圾分类放置。

四、注意事项

1. 确定管道末端位置能否安全给药和足量给药。

2. 每次只能给一种药物，不能混合。

3. 不要在肠内营养液中加药。

4. 给药与肠内营养液输注间隔 ≥ 30 min。

5. 在鼻饲给药前及给药结束后均用 15 ml 无菌水冲洗管道，以确保肠内营养管道内无菌水充盈，减少各类物质接触的机会。

6. 药物与营养液不能同时管饲，应间隔至少 30 min，并用至少 15 ml 水冲洗管道。

7. 多种药物应该分开研磨、分开鼻饲，输注两种药物的间隔用 15 ml 水冲管。

五、相关知识链接

1. 药物的分类

（1）必须经胃管途径给药的药物主要有两类：① 作用于上消化道或会引起严重肠道不良反应的药物；② 主要在十二指肠吸收的药物。

（2）需经肠管途径给药的药物也分为两类：① 对胃局部刺激的药物；② 易被胃酸破坏的药物。

2. 喂养管的不同种类

（1）较小内径（2.0 ~ 3.9 mm）的肠内营养管如鼻肠管只适用于液体剂型给药，固体药物研碎后以混悬液形式给药有可能会堵塞管路，必须给药时，需经过滤、筛除大颗粒等方法给药。

（2）大内径（4.0～6.6 mm）饲管如鼻胃管相比之下不易被堵塞，相对适用于鼻饲给药，当多种给药通道可用时，应优先选用管径较大的饲管。

3. 不同药物的使用方法

（1）缓释片、控释片、微胶囊和肠溶衣片不能研碎，会破环缓释、控释性能，导致血药浓度不稳定，进而使得毒副作用增加或者疗效降低，或堵塞饲管。

（2）舌下片、胶囊、泡腾片以及液体填充的软胶囊也不能研碎。

（3）渗透压较高的药物会引起腹泻、腹痛、腹胀、呕吐泻等不良反应，在给药前应进行稀释。

（4）混悬剂通常有较高的黏滞性，容易堵塞饲管，需稀释后管饲。

（5）油性制剂或者含有油性添加剂的药物不容易与稀释液混合均匀，管饲给药后难以清洁饲管。

（6）注射剂经消化道给药可能会被消化液破坏，不能保证生物利用度，其渗透压、pH 值不适宜也可能引起胃肠道不适，价格也较高，一般不用于管饲。

4. 药物的研磨及稀释方法

（1）研磨：片剂或去除胶囊外壳的药物充分研磨，在制备时应该分开研磨。

（2）稀释：一般用约 30 ml 温水稀释；软明胶剂应将其中的液体抽吸出来，用 10～15 ml 温水稀释；液体制剂直接抽吸；黏性较大的液体适当稀释，如悬浮液可按 1∶1 的比例稀释。

第九节　更换喂养管鼻贴

一、操作目的

防止因鼻贴黏性降低造成营养管脱出，预防鼻翼长期受压引起的皮肤破溃，提高患者舒适度。

二、用物准备

1. 物品准备：鼻贴、毛巾或纱布 1 块（必要时准备酒精棉片）、洗手液、医疗及生活垃圾桶。

2. 患者准备：取合适体位，适当抬高床头 30°~45°。

3. 环境准备：温度适宜，保护患者隐私。

4. 人员准备：着装规范，仪表大方，态度和蔼；洗手，戴口罩。

三、操作流程

1. 评估：

（1）患者心理状态、自理能力与配合程度；

（2）鼻胃（肠）管置入深度；

（3）鼻胃（肠）管通畅情况。

2. 护士衣帽整洁，洗手，戴口罩，准备用物。

3. 向患者解释更换鼻贴的目的、方法，取得患者的配合。

4. 患者取合适体位。

5. 撕掉原有的鼻贴。

6. 观察患者皮肤有无破溃，用毛巾或纸巾擦拭患者鼻、面部的油脂。

7. 擦净喂养管上的胶布粘渍。

8. 再次确认鼻胃（肠）管的置入深度（图 4-9-1）。

9. 先将胶布贴在患者鼻部（图 4-9-2）。

10. 将鼻贴最窄一段贴紧于管壁，见图 4-9-3。

11. 胶布一侧缠绕于鼻胃（肠）管，见图 4-9-4。

12. 胶布另一侧缠绕于鼻胃（肠）管，见图 4-9-5。

13. 用高举平台法固定面部胶布，见图 4-9-6。

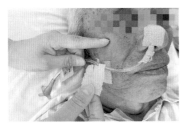

图 4-9-1

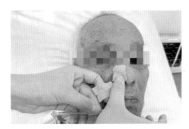

图 4-9-2

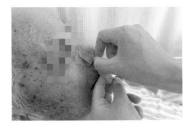

图 4-9-3

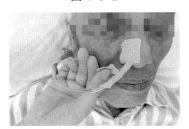

图 4-9-4

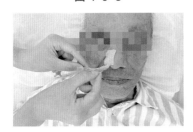

图 4-9-5

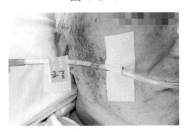

图 4-9-6

四、注意事项

1. 建议采用粘着性棉质伸缩胶布固定鼻胃（肠）管，对胶布过敏的患者，建议采用棉织纱带双套结固定胃管，并在受压部位使用减压装置。

2. 固定面部鼻贴时应注意需无张力粘贴，不要过分牵拉胶布，防止胃管上翘，造成患者鼻黏膜局部受压。

3. 对于长时间留置鼻胃（肠）管的患者，可交替使用不同的胶布粘贴方式，预防鼻翼长期受压引起的皮肤破溃。

4. 长期使用胃管者，应定期更换胶布粘贴方式，避免长期将胶布固定于同一位置。

五、相关知识链接

鼻胃管导致的器械相关性压力性损伤在（11±5）d 内发生。发生原因是鼻胃管与胶带接触面积较小，胃管材质相对比较硬，加上持续压力导致压力性损伤发生，也称为器械相关性压力性损伤。

第五章　肠内营养并发症处理

第一节　经皮内镜下胃（空肠）造口管（PEG/J管）换药

一、操作目的

1. 保证 PEG/J 导管在位、通畅。

2. 加强无菌操作，防止感染。

二、用物准备

1. 物品准备：换药碗、碘伏棉球、开口纱布、橡胶手套、医嘱本。

2. 患者准备：取平卧位，保持安静状态。

3. 环境准备：整洁、舒适、安静、常温（20~25℃）。

4. 人员准备：仪表大方，动作轻柔。

三、操作流程

1. 携医嘱本至床边，双向核对，向患者解释操作目的，取得配合.

2. 评估患者皮肤情况，保护患者隐私，确保环境安全。

3. 洗手，戴口罩，准备用物。

4. 携用物至床边，再次核对患者信息。

5. 松开胶布，打开 PEG/J 管外固定夹；松开外垫片，将外垫片移至导管远端；揭除纱布，观察伤口周围皮肤情况。

6. 使用碘伏棉球由内向外消毒导管口皮肤 3 遍，消毒范围直径约为 8~10 cm。

7. 使用碘伏棉球从伤口近端至远端消毒导管 3 遍，消毒的导管长度约 5 cm。

8. 将导管送入窦道 3~4 cm，稍停顿后再提拉至原来刻度（图 5-1-1）。

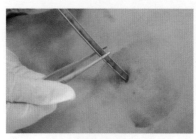

图 5-1-1

9. 再次使用碘伏棉球消毒皮肤、导管以及外垫片（图 5-1-2）。

10. 待碘伏干后垫开口纱布，左手固定导管，右手将外垫片推送至管口，垫片与皮肤距离约为 0.5 ~ 1 cm，见图 5-1-3。

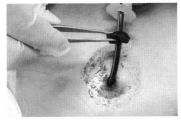

图 5-1-2

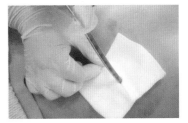

图 5-1-3

11. 将导管卡入外垫片内，扣好固定夹，见图 5-1-4。

12. 使用胶布穿线法妥善固定导管，贴好导管标识，见图 5-1-5。

13. 洗手，记录，终末处理。

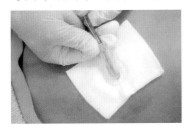

图 5-1-4

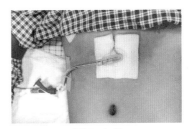

图 5-1-5

四、注意事项

1. 换药前注意观察导管及皮肤状态。

2. 常规每天换药 1 次。

3. 每次换药必须做到推送和提拉导管。

4. 如遇渗液多或皮肤感染等情况，可增加换药次数，必要时使用药物。

五、相关知识链接

1. G 管和 J 管分别指什么？

答：G 管为胃管，J 管为肠管。

2. PEG/J 置管并发症有哪些？

答：PEG/J 置管并发症有：导管堵塞、导管移位、导管断裂、胃漏、皮肤感染、包埋综合征等。

3. PEG/J 置管是在何种麻醉下进行？

答：PEG/J 置管是在全麻下进行。

第二节 肠内营养喂养管道冲洗

一、操作目的

规范肠内营养管道冲洗方法，保持管道通畅，预防管道堵塞。

二、用物准备

1. 物品准备：治疗车、治疗盘、一次性治疗碗、弯盘、20 ml 注射器、温开水（38～40℃）。

2. 患者准备：评估患者意识及配合程度，向患者解释，取得患者配合。

3. 环境准备：环境安静整洁，光线充足，温湿度适宜。

4. 人员准备：仪表端庄，着装整齐；洗手，戴口罩。

三、操作流程

1. 核对患者，向患者解释操作目的。

2. 选择适当体位：昏迷者予去枕平卧位，可坐起者予半坐卧位，无禁忌者床头抬高 30°～45°，面向操作者，以防反流与误吸。

3. 暂停肠内营养输注。

4. 分离肠内营养输注泵管与鼻胃（肠）管，将肠内营养输注泵管末端放置妥当，防止污染（图 5-2-1）。

5. 使用负压脉冲式冲管：在连接鼻胃（肠）管后轻轻回抽 1～2 次，使注射器及导管内产生负压，脉冲式向管内注入 20 ml 温开水（图 5-2-2）。

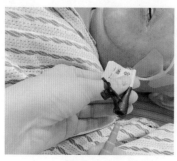

图 5-2-1

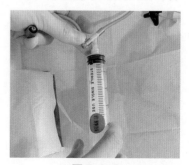

图 5-2-2

6. 冲洗结束后将肠内营养输注管与鼻胃（肠）管连接，固定妥当（图 5-2-3）。

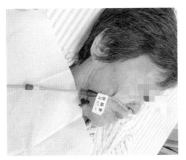

图 5-2-3

7. 安置患者，协助其取合适体位。

8. 启用肠内营养输注。

9. 整理用物，按垃圾分类处理用物，洗手。

四、注意事项

1. 每次冲洗前了解上一次冲洗的时间、鼻胃（肠）管通畅情况。

2. 经鼻胃（肠）管输注肠内营养液前后、输注肠内营养过程中每 4 h 要进行鼻胃（肠）管冲管。

3. 冲管过程中如发现鼻胃（肠）管内有肠内营养块或絮状物，应及时抽出并丢弃，保持鼻胃（肠）管通畅。

4. 冲管时如发现冲管不畅，可用 20 ml 注射器反复抽吸并向管腔内注入温开水（或可乐、碳酸氢钠注射液、胰酶制剂）并夹管。如用上述方法不能解决，可在鼻胃（肠）管末端接三通管，接空注射器抽吸后关闭三通管，保持管腔内负压状态，再接注射器注入适量可乐或其他溶剂使管腔充盈，关闭三通管旋塞，保留 30～60 min 后观察管腔是否通畅，如不通可重复操作，直至管腔再通。

5. 尽量避免经鼻胃（肠）管注入药物，如必须注入，避免将不同的药片混合或将药物加入营养液中，如需一次经鼻胃（肠）管给多种药，每给一种药前后都要冲洗导管。

6. 经鼻胃（肠）管输入肠内营养时避免使用加温器，以免蛋白质凝固，增加堵管概率。如患者需要以 ≤ 30 ml/h 的慢速输注肠内营养液，输注过程中每 2 h 冲管一次。

7. 因短肽类和整蛋白制剂存在配伍禁忌，在使用 2 种及以上类型的肠内营养制剂时，每一种肠内营养制剂输注结束时用温开水 20 ml 冲洗喂养管后方能输注另一种制剂。

第三节 肠内营养管堵管处理

一、操作目的

及时、有效处理肠内营养管堵管，保持营养管通畅。

二、用物准备

1. 物品准备：治疗车、治疗盘、1 ml 注射器、20 ml/50 mL 注射器、碳酸氢钠注射液（或可乐、酶溶液）、三通管、纱布数块、石蜡油、棉签、胶布（"人"字形或"工"字形）、治疗巾、听诊器、温开水、非静脉标识、酒精棉片、pH 试纸。

2. 患者准备：评估患者意识及配合程度，向患者解释，取得患者配合。

3. 环境准备：环境安静整洁，光线充足，温湿度适宜。

4. 人员准备：仪表端庄，着装整齐；洗手，戴口罩。

三、操作流程

1. 核对患者，向患者解释操作目的。

2. 协助患者选择适当体位：昏迷者予去枕平卧位，可坐起者予半坐卧位，无禁忌者床头抬高 30°~45°，面向操作者，以防反流与误吸。

3. 铺无菌治疗巾。

4. 调整管道位置：尝试旋转或者上下轻微牵拉管道，或者变换患者体位，并用 20 ml 温开水冲洗管道，检查其通畅与否。

5. 若不通畅，可采用以下方式处理：

（1）揉搓加负压吸引：挤压、揉搓管体外的部分，同时使用 20 ml 注射器抽 10 ml 温开水回抽，在外力作用下使黏附在管内的凝块脱落，在负压作用下被吸出管腔（因鼻胃管插入较浅，外露部分长，因此更适用），见图 5-3-1。

（2）若鼻肠管仍未通畅，可将三通管接于鼻肠管末端，转动三通管开关阀，关闭三通管 2 个通口，20 ml 注射器接三通管主通口，1 ml 注射器抽出可乐或碳酸氢钠注射液 1 ml，接三通管侧通口，使三通管和鼻肠管连接紧闭不漏气，转动三通管开关阀，使主通口开放，鼻肠管与主通口注射器相通，自鼻肠管内抽吸空气—关闭—抽吸空气—关闭，重复以上操作 2 次或 3 次，使鼻肠管管道内为负压，转动三通管开关阀，开放侧通口，鼻肠管与侧通口注射器相通，负压吸引可口可乐或碳酸氢钠进入鼻肠管道内，浸泡 30 min 后检查管道是否通畅，如未通畅可重复以上操作（图 5-3-2）。

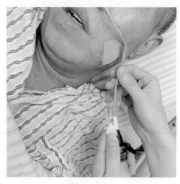 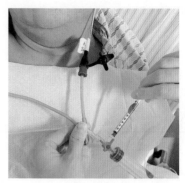

图 5-3-1　　　　　　　　　　　图 5-3-2

6. 通畅后用"人"字形或"工"字形胶布妥善固定管道，标识贴齐全，管道深度有变化时做好记录。

7. 如果上述措施无效，遵医嘱拔出鼻胃（肠）管。

8. 整理用物，按垃圾分类要求处理用物，洗手。

四、注意事项

1. 每次冲洗前了解上一次冲洗的时间、鼻胃（肠）管通畅情况。

2. 经鼻胃（肠）管输注肠内营养液前后、输注肠内营养过程中每 4 h 要进行鼻胃（肠）管冲管。

3. 冲管过程中如发现鼻胃（肠）管内有肠内营养块或絮状物，应及时抽出并丢弃，保持鼻胃（肠）管通畅。

4. 冲管时如发现冲管不畅，可用 20 ml 注射器反复抽吸并向管腔内注入温开水（或可乐、碳酸氢钠注射液、胰酶制剂）并夹管。如用上述方法不能解决，可在鼻胃（肠）管末端接三通管，接空注射器抽吸后关闭三通管，保持管腔内负压状态，再接注射器注入适量可乐或其他溶剂使管腔充盈，关闭三通管旋塞，保留 30～60 min 后观察管腔是否通畅，如不通可重复操作，直至管腔再通。

5. 尽量避免经鼻胃（肠）管注入药物，如必须注入，避免将不同的药片混合或将药物加入营养液中，如需一次经鼻胃（肠）管给多种药，每给一种药前后都要冲洗导管。

6. 经鼻胃（肠）管输入肠内营养时避免使用加温器，以免蛋白质凝固，增加堵管概率。如患者需要以≤ 30 ml/h 的慢速输注肠内营养液，输注过程中每 2 h 冲管一次。

7. 因短肽类和整蛋白制剂存在配伍禁忌，在使用 2 种及以上类型的肠内营养制剂时，每一种肠内营养制剂输注结束时用温开水 20 ml 冲洗喂养管后方能输注另一种制剂。

第四节　肠内营养腹泻处理

一、定义

腹泻指排便次数明显超过平日习惯的频率，粪质稀薄，水分增加，每日排便量超过 200 g。

二、评估

1. 布里斯托大便分类法（Bristol stool form scale，BSFS）：目前描述评估大便形态最有效、使用最广泛的大便分类法。1~2 型表示有便秘，3~4 型是理想的大便类型，4 型最容易排便，5~7 型则代表可能有腹泻。

表 5-1　布里斯托大便分类法

大便类型	布里斯托大便分类法	儿童版布里斯托大便分类法
1 型	一颗颗硬球（很难通过）	看上去像小兔子粪便
2 型	香肠状，表面有凹凸	看上去像一串葡萄
3 型	香肠状，表面有裂痕	看上去像一根玉米棒
4 型	像香肠或蛇一样，表面很光滑	看上去像一根香肠
5 型	断边光滑的柔软块状（容易通过）	看上去像一堆鸡块
6 型	粗边蓬松块，糊状大便	看上去像一碗稀饭
7 型	水样便，无固体块（完全呈液体状）	看上去像一滩肉汁

2. 哈特（Hart）腹泻计分法：将 24 h 内每次粪便评分值相加，得到当天总分值，总分≥ 12 分即认为患者腹泻。

表 5-2　哈特腹泻计分法

粪便性状	估计粪便量＜ 200 ml	估计粪便量 200~250 ml	估计粪便量＞ 250 ml
成形	1	2	3
半固体	3	6	9
液体状	5	10	15

3. 伦敦国王学院大便评估量表（The King's of Stool Chart）：使用图表相结合的形式，针对粪便的性状和量并进行评分，每日评分≥ 15 分可诊断为腹泻。

表 5-3　伦敦国王学院大便评估表

粪便性状	粪便重量		
	（1）＜ 100 g	（2）100 ~ 200 g	（3）＞ 200 g
（A）质硬，成形 －质地坚硬 －保持一定的形状 －像香蕉、雪茄或弹珠	A1	A2	A3
（B）柔软，成形 －保持一般形状 －像花生酱	B1	B2	B3
（C）松散，不成形 －没有形状 －可能很容易铺展开来 －像粥或浓稠的奶昔	C1	C2	C3
（D）液态 －鼻涕状 －像水	D1	D2	D3
粪便硬度	粪便重量		
	＜ 100 g	100 ~ 200 g	＞ 200 g
质硬，成形	A1=1	A2=2	A3=3
柔软，成形	B1=2	B2=3	B3=4
松散，不成形	C1=4	C2=6	C3=8
液态	D1=8	D2=10	D3=12

三、肠内营养腹泻的预防

1. EN 制剂的配制、喂养均应遵循无菌操作原则，现配现用。

2. 配制的 EN 制剂常温保存不宜超过 4 h，超过 4 h 应置于冰箱冷藏，24 h 内未用完应丢弃（成品肠内营养制剂应根据产品说明保存；液体制剂常温保存，开启后 24 h 内使用完毕；粉剂常温保存，冲调后尽量一次用完，剩余者应置于加盖容器，4℃ 冰箱保存，不超过 24 h）。

3. 持续经泵输注者，可在间歇重力滴注的基础上，使用肠内营养泵持续12~24 h 输注，速度应由慢到快，先调至 20~50 ml/h，根据患者耐受情况逐渐增加。

4. EN 制剂浓度应由低到高，循序渐进。

5. 避免使用含短链碳水化合物的制剂。

6. 开放性喂养管道应至少 24 h 更换 1 次。

7. 推荐使用含可溶性纤维素的 EN 制剂。

8. 推荐使用含益生菌的 EN 制剂。

9. 对入住 ICU 超过 48 h 且无法经口喂养的患者应实施肠内营养治疗，对病情限制饮食的患者可行早期小剂量、低热量的滋养性喂养，目的是改善肠黏膜屏障，从而预防腹泻。

四、肠内营养腹泻的处理

1. 观察患者腹泻频次，排便的色、质、量，及时与医生沟通。

2. 排除以下情况：① 炎症性肠病、急性细菌感染等；② 肠梗阻、缺血性肠病等；③ EN 期间接受放化疗患者；④ 实施 EN 前已发生腹泻的患者。同时排除与喂养无关的大便失禁，通过大便培养排除感染性腹泻。

3. 针对性处理

（1）机体自身因素

① 代谢紊乱

血糖控制不良的糖尿病患者：有研究表明，糖尿病是肠内营养相关性腹泻的危险因素，8%~22% 的病史超过 8 年的 1 型糖尿病患者会发生腹泻。1 型糖尿病患者发生腹泻的原因是由慢性高血糖所致的十二指肠肠壁增厚、管腔狭窄致吸收不良。应优化血糖浓度，采用喂养泵持续喂养，膳食采用糖尿病配方（低碳水化合物、高膳食纤维）。

甲状腺疾病患者：在基础疾病治疗的基础上采用含膳食纤维肠内营养。

② 低白蛋白血症：低蛋白血症患者对肠内营养治疗的耐受性降低，因血清蛋白降低，血浆胶体渗透压降低，肠黏膜水肿，出现吸收障碍，给予肠内营养支持后多出现腹泻现象。应输注白蛋白以纠正低蛋白，采用喂养泵进行持续肠内喂养。

③ 乳糖不耐受：使用无乳糖配方的 EN 制剂。

（2）营养液相关因素。

① 营养液输注过快：短时间内大剂量营养制剂进入肠道，肠蠕动亢进，导致营养物质未充分吸收，易引起腹泻，应减慢输注速度，可使用输注泵控制输注速度。

② 营养液温度过低：使用加温器。

③ EN 制剂浓度过高：EN 制剂属于高渗性液体，短时间内大剂量 EN 制剂进入肠道后容易促进肠蠕动，导致肠腔渗透压增高，肠内营养物质及水、电解质吸收减少而引发腹泻。因此肠内营养浓度应由低到高，循序渐进。

（3）用药因素：回顾患者用药情况，查找可引起腹泻的药物。

① 使用泻药：停用泻药，改变喂食方式 / 输液。

② 长期应用广谱抗菌药物：抗生素会破坏肠道菌群的平衡，对抗生素敏感的细菌被杀死或被抑制，而耐药细菌的繁殖破坏了肠道菌群，引起腹泻。在病情允许的情况下，可通过药敏结果合理选择抗菌药物。

③ 应用抗酸药（如 H_2 受体阻滞剂、质子泵抑制剂）、促胃动力药物（甲氧氯普胺）抗酸药可导致胃内 pH 上升，从而削弱了胃酸的非特异性保护功能，使胃内细菌定植和肠道菌群过度生长，引起肠道感染；促胃动力药物促进肠道蠕动，从而引发腹泻，肠内营养期间应尽量减少抗酸药和促胃动力药物的使用。

④ 管饲钾制剂：钾制剂具有高渗性，进入肠腔易致液体潴留，当潴留程度超过肠壁吸收能力后容易发生腹泻，管饲钾剂时，应充分稀释钾剂分次喂养。

（4）当病人发生腹泻，无法查找原因时，可适当减慢输注速度或使用无短链碳水化合物配方的 EN 制剂以减轻胃肠道消化负担，并及时评估腹泻发展情况，调整处理方案。

4. 皮肤护理：腹泻频繁者，应保持肛周皮肤清洁干燥，可用温水擦拭后待干，按照失禁性皮炎护理落实相关措施，防止皮肤溃烂。

第五节　肠内营养胃潴留处理

一、定义

胃潴留通过胃残留量（GRV）进行监测。根据 2017 年 ESICM 临床实践指南：6 h 内胃残留量≥500 ml，建议延迟肠内营养；其次腹部手术病人建议定期监测胃残留量，阈值可调整为 200 ml；烧伤病人的胃残留量阈值调整为 500 ml，从而满足目标需要量。

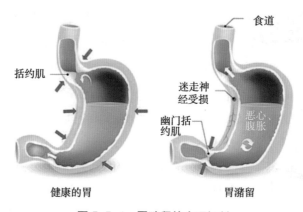

食道
括约肌
迷走神经受损
幽门括约肌
恶心、腹胀

健康的胃　　　　胃潴留

图 5-5-1　胃潴留的生理机制

二、评估

可使用≥50 ml 的注射器、床旁超声仪等方法评估胃残留量。床旁超声可早期且动态准确地反映胃肠道功能，胃窦 CSA 1 075 mm^2 可作为胃潴留（胃残留量＞200 ml）筛查的阳性界值。

三、处理

1. 胃残留量＞200 ml：应评估患者有无恶心呕吐、腹胀、肠鸣音异常等不适症状；如有不适，应减慢或暂停喂养，遵医嘱调整喂养方案或使用促胃肠动力药物。

2. 胃残留量＞500 ml：宜结合患者主诉和体征考虑暂停喂养，考虑采用幽门后喂养。

3. 具体标准化流程如下：

（1）胃残留量＜ 200 ml，输注速度增加 20 ml，限制最大速度≤ 120 ml/h；

（2）200 ml ≤胃残留量＜ 350 ml，速度降至原先的 50%；

（3）350 ml ≤胃残留量＜ 500 ml，速度降至原先的 25%；

（4）胃残留量≥ 500 ml，停止输注，根据 6 h 后胃潴留情况决定是否继续进行肠内营养输注，若胃残留量＜ 500 ml，继续输注，速度根据具体胃残留量确定；

（5）胃残留量≥ 500 ml 且 NRS2002 评分＜ 5 分，医生需排查病因并考虑转空肠喂养；

（6）胃残留量≥ 500 ml 且 NRS2002 评分≥ 5 分，给予促胃动力药甲氧氯普胺 10 ＞ mg 肌内注射。

注意：没有证据表明将残余的胃抽吸物打回胃部而不是将其丢弃，而不增加潜在的并发症，其益处更大。

第六节　再喂养综合征处理

再喂养综合征（RFS）是一种具有潜在致命威胁的营养不良并发症，通常发生在机体经过长期饥饿后提供再喂养或营养不良者重新摄入营养物质后。发生 RFS 时，细胞内电解质发生移位，出现低磷、低钾、低镁血症，同时出现急性循环过负荷和脏器衰竭，严重时可导致患者死亡。

一、临床表现

RFS 的主要临床特征包括严重的电解质紊乱（低磷、低钾、低镁血症）、维生素及微量元素缺乏、体液失衡及由此引发的临床并发症。各系统的临床表现为：心血管系统出现心衰、心律失常，呼吸系统出现膈肌疲劳、呼吸衰竭、脱机时间延长，血液系统出现贫血、红细胞脆性增加，免疫系统出现免疫抑制、感染并发症，神经系统出现韦尼克脑病、科萨科夫综合征，骨骼肌出现衰弱无力、横纹肌溶解，内分泌系统出现高血糖或低血糖。

低磷血症（血清无机磷浓度＜ 0.80 mmol/L）是 RFS 的主要特征之一，尤其在 ICU 的重症患者中发生率高，通常在再喂养后的 48 h 内即可发生。低钾血症（血清钾浓度＜ 3.50 mmol/L）与很多临床症状如心律失常、肌无力、肠蠕动减慢等有关。严重的低钾血症（血清钾浓度＜ 2.50 mmol/L）可能会诱发肝性脑病、麻痹性肠梗阻、代谢性碱中毒及心搏骤停等。

低镁血症能导致致命性的心律失常和共济失调、感觉异常、震颤、手足搐搦等神经肌肉并发症。血镁和血钾水平有关联，因此严重的低镁血症会导致低钾血症。

维生素 B_1 缺乏可引起科萨科夫综合征（逆行和顺行性遗忘、昏厥）或韦尼克脑病（眼部异常、共济失调、混浊状态、体温过低、昏迷）。此外，对患者进行再喂养后，维生素 B_6 和维生素 B_{12} 也会减少。

二、处理

按照 NICE 指南的推荐，确定发生再喂养问题高危人群的标准为：

（1）主要标准（患者符合以下一项或多项）：体重指数（BMI）低于 $16.0 \, \text{kg/m}^2$，过去 3~6 个月内无意识的体重减轻超过 15%，超过 10 d 营养摄入很少或没有，喂食前钾、磷酸盐或镁含量低。

（2）次要标准（或患者有以下两种或更多种情况）：BMI 低于 18.5 kg/m^2，过去 3~6 个月内无意识的体重减轻超过 10%，有酒精或药物（包括胰岛素、化疗、抗酸剂或利尿剂）滥用史。对患者进行评估的主要内容包括完整病史、详细营养摄入情况、酒精使用情况和最近体重变化等。对血清中磷酸盐、镁、钾、钠、微量元素及血生化进行评估也非常重要。同时还需要检测血糖和肾功能。

三、ASPEN 关于 RFS 预防和治疗的共识建议

表 5-4　ASPEN 关于高危成人及儿童 RFS 预防和治疗的共识建议

处理	成人	儿童
开始营养支持	在最初的 24 h 内给予 100~150 g 葡萄糖，或按 10~20 kcal/kg 的剂量给予营养支持；每 1~2 d 提升目标值的 33%。这包括经肠内和肠外途径给予的葡萄糖。对于电解质水平较低的 RFS 中高风险患者，应考虑在电解质得到补充和（或）恢复正常之前暂缓开始营养支持或提升营养支持的能量。对于磷、钾、镁水平严重偏低的患者，应暂缓开始营养支持或暂缓提升经营养支持给予的能量，直到磷、钾、镁水平得到纠正	开始营养支持时，最大剂量可达目标值的 40%~50%，但通常以大约 4~6 mg/（kg·min）的速度开始输注葡萄糖，然后在血糖水平允许的情况下每天增加 1~2 mg/（kg·min），直至达到最大值 14~18 mg/（kg·min）。这包括经肠内和肠外途径给予的葡萄糖
	对于有中度至重度 RFS 风险的患者，静脉输注葡萄糖溶液的能量和与葡萄糖溶液一同输注的药物的能量应被限制在上述范围内，并（或）谨慎开始营养支持。如果患者已经连续数日从维持性输注的葡萄糖溶液和（或）与葡萄糖溶液一同输注的药物中获取了大量的葡萄糖，并且没有出现症状，电解质水平稳定，那么营养支持的能量供给量可以重新确定，高于上述建议量	
液体限制	无建议	
钠限制	无建议	
蛋白质限制	无建议	
电解质	在开始营养支持之前，应检查血清钾、镁和磷。高危患者在头 3 d 内，每 12 h 进行一次监测。根据临床情况，可以更频繁地进行监测。根据既定的护理标准补充水平偏低的电解质。如果开始营养支持前电解质水平正常，则无法建议是否应预防性给予电解质。如果开始营养支持后，电解质水平难以纠正或急剧下降，则根据临床表现，每 1~2 d 将能量／葡萄糖供给量减少 50%，并使葡萄糖／能量供给量缩减至目标值的 33% 左右。能量／葡萄糖供给量可以根据医生的判断和临床表现进行更改，当电解质水平严重偏低并（或）危及生命，或电解质水平急剧下降时，可以考虑停止营养支持	

处理	成人	儿童
维生素 B_1 和复合维生素	高危患者在接受口服营养前或开始静脉输注葡萄糖之前补充 100 mg 维生素 B_1	高危患者在接受口服营养之前或开始静脉输注葡萄糖之前补充维生素 B_1 2 mg/kg，最大剂量 100～200 mg/d。如患者体重在成人体重范围内，应参考成人复合维生素补充建议
	对于严重饥饿、慢性酒精中毒或有其他高危缺陷和（或）维生素 A 缺乏迹象的患者，应补充维生素 A 100 mg/d，持续 5～7 d 或更长时间。维持常规的维生素 A 水平似乎价值不大。除非出现禁忌，否则只要继续采用肠外营养，就应每天将复合维生素添加到肠外营养液中。对于接受口服／肠内营养的患者，根据临床状况和治疗方式，每天添加一次口服／肠内完全复合维生素，持续 10 d 或更长时间	
监测和长期护理		根据需要估算口服营养患儿的能量需求
	建议高危患者在开始摄入能量后的头 24 h 内，每 4 h 监测一次生命体征。根据既定的护理标准，建议对病情不稳定的患者或存在严重缺陷的患者进行心肺监护。每日监测体重、摄入量和输出量。在最初的几天里，每日评估营养护理的短期和长期目标，直到患者病情稳定（例如 2 天内不需要补充电解质），然后参照机构的护理标准进行评估	

附表：

1. 再喂养综合征的风险分类

表 5-5　再喂养综合征的风险分类

轻度风险	重大风险	极高风险
BMI <18.5 kg/m^2	BMI <16 kg/m^2	BMI <14 kg/m^2
过去 3～6 个月内无意识的体重减轻 $>10\%$	过去 3～6 个月内无意识的体重减轻 $>15\%$	过去 3～6 个月内无意识的体重减轻 $>20\%$
维持最低营养摄入量 >5 d	维持最低营养摄入量 >10 d	维持最低营养摄入量 >15 d
有酒精或药物滥用史	钾、磷酸盐或镁初始水平低	

数据来源：《美国国家临床优化研究所（NICE）再喂养综合征管理指南：用于识别有再喂养综合征风险的患者》。

2. 估算的复苏后总营养需求

表 5-6 估算的复苏后总营养需求

时间	项目	轻度风险	中度风险	重度风险
第 1 天	营养	15～25 kcal/（kg·d）	10～15 kcal/（kg·d）	5～10 kcal/（kg·d）
	液体管理	30～35 ml/（kg·d）	25～30 ml/（kg·d）	20～25 ml/（kg·d）
	钠	没有限制	<1 mmol/（kg·d）	<1 mmol/（kg·d）
	维生素 B_1 200～300 mg	是	是	是
	MVI	是	是	是
第 2 天	营养	15～25 kcal/（kg·d）	10～15 kcal/（kg·d）	5～10 kcal/（kg·d）
	液体管理	30～35 ml/（kg·d）	25～30 ml/（kg·d）	20～25 ml/（kg·d）
	钠	没有限制	<1 mmol/（kg·d）	<mmol/（kg·d）
	维生素 B_1 200～300 mg	200～300 mg	是	是
	MVI	是	是	是
第 3 天	营养	15～25 kcal/（kg·d）	10～15 kcal/（kg·d）	5～10 kcal/（kg·d）
	液体管理	30～35 ml/（kg·d）	25～30 ml/（kg·d）	20～25 ml/（kg·d）
	钠	没有限制	<1 mmol/（kg·d）	<1 mmol/（kg·d）
	维生素 B_1 200～300 mg	200～300 mg	是	是
	MVI	是	是	是
第 4 天	营养	30 kcal/（kg·d）	15～25 kcal/（kg·d）	10～20 kcal/（kg·d）
	液体管理	30～35 ml/（kg·d）	30～35 ml/（kg·d）	25～30 ml/（kg·d）
	钠	没有限制	<1 mmol/（kg·d）	<1 mmol/（kg·d）
	维生素 B_1	否	否	是
	MVI	是	是	是
第 5 天	营养	充足供应	15～25 kcal/（kg·d）	10～20 kcal/（kg·d）
	液体管理	30～35 ml/（kg·d）	30～35 ml/（kg·d）	25～30 ml/（kg·d）
	钠	没有限制	<1 mmol/（kg·d）	<1 mmol/（kg·d）
	维生素 B_1	否	否	是
	MVI	是	是	是

时间	项目	轻度风险	中度风险	重度风险
第6天	营养	充足供应	25～30 kcal/（kg·d）	10～20 kcal/（kg·d）
	液体管理	30～35 ml/（kg·d）	30～35 ml/（kg·d）	25～30 ml/（kg·d）
	钠	没有限制	＜1 mmol/（kg·d）	＜1 mmol/（kg·d）
	维生素 B_1	否	否	否
	MVI	是	是	是
第7天	营养	充足供应	充足供应	20～30 kcal/（kg·d）
	液体管理	30～35 ml/（kg·d）	30～35 ml/（kg·d）	30～35 ml/（kg·d）
	钠	没有限制	＜1 mmol/（kg·d）	＜1 mmol/（kg·d）
	维生素 B_1	否	否	否
	MVI	是	是	是
第8天	营养	充足供应	充足供应	20～30 kcal/（kg·d）
	液体管理	30～35 ml/（kg·d）	30～35 ml/（kg·d）	30～35 ml/（kg·d）
	钠	没有限制	没有限制	＜1 mmol/（kg·d）
	维生素 B_1	否	否	否
	MVI	是的	是	是
第9天	营养	充足供应	充足供应	20～30 kcal/（kg·d）
	液体管理	30～35 ml/（kg·d）	＜1 mmol/（kg·d）	30～35 ml/（kg·d）
	钠	没有限制	没有限制	＜1 mmol/（kg·d）
	维生素 B_1	否	否	否
	MVI	是	是	是
第10天	营养	充足供应	充足供应	充足供应
	液体管理	30～35 ml/（kg·d）	＜1 mmol/（kg·d）	30～35 ml/（kg·d）
	钠	没有限制	没有限制	＜1 mmol/（kg·d）
	维生素 B_1	否	否	否
	MVI	是	是	是

备注：MVI—复合维生素；BMI ≤ 14 kg/m^2 应进行心脏监测，其次需要临床医生根据水肿、心动过速、呼吸急促等临床表现进行调整。

参考文献

［1］霍军生.营养筛查诊断与评估［M］.北京：人民卫生出版社，2020：69-70.

［2］李乐之，路潜.外科护理学［M］.6版.北京：人民卫生出版社，2017.

［3］全国科学技术名词审定委员会.肠外肠内营养学名词：2019［M］.北京：科学出版社，2019.

［4］刘成玉.健康评估［M］.4版.北京：人民卫生出版社，2018.

［5］刘大为，王小亭.重症超声［M］.北京：人民卫生出版社，2017：428-432.

［6］彭南海，黄迎春.肠外与肠内营养护理学［M］.南京：东南大学出版社，2016：174-175.

［7］彭南海，黄迎春.临床营养护理指南-肠内营养部分［M］.2版.南京：东南大学出版社，2019.

［8］裴建奎，李文慧.健康评估［M］.北京：人民卫生出版社，2018：69-77.

［9］邵小平，杨丽娟，叶向红.实用急危重症护理技术规范［M］.上海：上海科学技术出版社，2019：245-259.

［10］万学红，卢雪峰.诊断学［M］.9版.北京：人民卫生出版社，2018.

［11］中国医师协会.临床技术操作规范-临床营养科分册（试行）［M］.北京：人民军医出版社，2011.

［12］SobotkaL.临床营养基础［M］.蔡威，译.上海：复旦大学出版社，2015：64-66.

［13］中华人民共和国国家卫生和计划生育委员会.营养名词术语：WS/T476—2015［S］.北京：中国标准出版社，2016.

［14］国家卫生计生委办公厅关于印发安宁疗护实践指南（试行）的通知［Z］.北京：中华人民共和国国家卫生和计划生育委员会办公厅，2017：53-73.

［15］卜凡莉，梁枫，王珂，等.对ICU行肠内营养支持患者胃残留量监测相关系统评价的再评价［J］.护理学报，2019，26（5）：25-29.

［16］曹金凤，倪娟娟，刘娟，等.危重患者肠内营养期间发生喂养不耐受危险因素及相关护理干预［J］.山西医药杂志，2017，46（18）：2251-2253.

［17］陈鸿，曹佳.DSA透视下三腔喂养管置入患者的护理［J］.护理学杂志（综合版），2013（10）：31-32.

［18］陈丽，袁慧，李菊芳，等．肠内营养相关并发症预防与管理最佳证据总结［J］．肠外与肠内营养，2021，28（2）：109-116.

［19］陈梅，汪芬华．标准化处理流程在ICU肠内营养胃潴留患者中的应用研究［J］．护理管理杂志，2021，21（2）：105-108.

［20］陈启仪，田宏亮，菌群移植标准化方法学的建立与临床应用专家共识中华医学会肠外肠内营养学分会，等．菌群移植途径的选择与建立临床应用中国专家共识［J］．中华胃肠外科杂志，2020，23：14-20.

［21］陈启仪，田宏亮，杨波，等．不同肠道准备方式对菌群移植疗效及安全性的影响［J］．中华胃肠外科杂志，2020，23（S1）：48-55.

［22］陈伟雄，王凯，唐隽，等．颈部食管造口术提高鼻咽癌放疗后吞咽困难患者生活质量的研究［J］．中华耳鼻咽喉头颈外科杂志，2016，51（3）：179-182.

［23］陈伟雄，王跃建，张剑利，等．鼻咽癌放疗后吞咽困难的外科治疗初探［J］．中国耳鼻咽喉颅底外科杂志，2010，16（3）：200-203.

［24］陈志高，屈伟．肠内营养制剂与药物经同一喂养管管饲时相关问题探讨［J］．实用药物与临床，2017，20（12）：1463-1466.

［25］崔钰，盖恬恬，何月，等．危重症患者再喂养综合征识别及预防的研究进展［J］．中华护理杂志，2019，54（9）：1419-1422.

［26］邓菲菲，赵智芳，邓辉．再喂养综合征的研究进展［J］．中国老年学杂志，2020，40（23）：5130-5133.

［27］卒中患者吞咽障碍和营养管理中国专家组．卒中患者吞咽障碍和营养管理的中国专家共识（2013版）［J］．中国卒中杂志，2013，8（12）：973-983.

［28］冯丽梅，沈梅芬，陶云娜，等．不同喂养状态及体位下注射器抽吸与超声测量胃残留量一致性评价［J］．护理学杂志，2019，34（18）：51-54.

［29］高玲娜，杜雪亭，朱小丽，等．神经外科鼻饲给药情况分析与改进［J］．医药导报，2021，40（2）：265-268.

［30］高学金，章黎，田锋，等．床边电磁导航下放置鼻肠管在胃肠外科重症病人中的应用［J］．肠外与肠内营养，2018，25（5）：277-280.

［31］宫雪梅，叶向红，薛阳阳，等．重症患者早期肠内营养耐受性评估及管理方案的构建［J］．中华护理杂志，2019，54（4）：490-494.

［32］郭继武，祁玉碌，高彩艳，等．再喂养综合征的诊断与治疗［J］．中华消化外科

杂志，2020，19（10）：1108-1110.

［33］何锦芳.重症急性胰腺炎营养支持护理研究进展［J］.实用临床护理学电子杂志，2018，3（29）：196-197.

［34］何丽，黄向东，马晶晶，等.ICU患者肠内营养支持并发腹泻危险因素的Meta分析［J］.中华现代护理杂志，2020（35）：4861-4868.

［35］侯锦，郭爱敏.床旁超声监测胃残余量应用于重症患者肠内营养的研究进展［J］.护理学杂志，2021，36（2）：101-104.

［36］胡延秋，程云，王银云，等.成人经鼻胃管喂养临床实践指南的构建［J］.中华护理杂志，2016，51（2）133-141.

［37］黄龙淳，林静.利多卡因气雾剂在留置胃管中的临床应用研究［J］.南方护理学报，2003，10（3）：6-7.

［38］黄其密，吕金莎，刘唯佳，等.床旁跨幽门螺旋型鼻肠管盲插方法的改良及应用效果评价［J］.中华现代护理杂志，2018，24（33）4054-4057.

［39］黄小丹，袁小丽，程爱蓉，等.胆道术后胆汁自体回输的护理体会［J］.当代护士（学术版），2008（2）：25-26.

［40］江方正，周洁，叶向红.消化液回输方法及其护理的研究进展［J］.解放军护理杂志，2013，30（20）：33-36.

［41］李宾宾，关玉霞，吴楠，等.三腔喂养管在临床护理中的应用研究进展［J］.护理研究，2017，31（12）：1419-1422.

［42］李晨露，程云，赵丽蓉.提高重症病人鼻肠管盲插置管成功率的研究进展［J］.护理研究，2017，31（35）：4465-4468.

［43］李伟芬，陈语花.蒸馏水间歇喷喉对留置鼻胃管患者的舒适影响［J］.中国社区医师（医学专业），2009，25（13）：212.

［44］李雪娇，王晓媛，皮红英.鼻饲给药的国外护理实践及启示［J］.护理研究，2018，32（20）：3158-3160.

［45］刘思彤，王新颖，彭南海.间接能量代谢的监测与护理［J］.肠外与肠内营养，2015，22（1）：63-64.

［46］龙兴霞，姚梅琪，姚金兰.ICU再喂养综合征的临床特点与护理进展［J］.护理研究，2020，34（23）：4231-4235.

［47］吕琳，傅巧美.全胃肠外营养患者导管相关性血流感染的预防及控制［J］.解放

军护理杂志，2011，28（22）：44-46.

[48]马春联，彭南海，丁岚，等.慢传输型便秘患者粪菌移植治疗的护理［J］.护理学杂志，2017，32（11）：23-25.

[49]米元元，黄培培，董江，等.危重症患者肠内营养不耐受预防及管理的最佳证据总结［J］.中华护理杂志，2019，54（12）：1868-1876.

[50]牛冬玲，秦泽红，时雯婷，等.循证护理在ICU脑卒中患者床旁盲插螺旋形鼻肠管中的应用［J］.中华临床营养杂志，2019，27（1）：47-50.

[51]欧焕娇，周健辉，胡慧琴，等.基层医院1268例患者鼻饲给药合理性调查分析［J］.中国医院用药评价与分析，2021，21（3）：354-357.

[52]蒲秋霞，李红伟，宏亚丽.国外布里斯托大便分类法的应用现状及其启示［J］.护理研究，2019，33（9）：1552-1555.

[53]全国科学技术名词审定委员会.肠外肠内营养学名词［M］.北京：科学出版社.2019：4.

[54]任琳，杨红红，张铮，等.成人鼻饲喂养患者冲管方法的循证实践［J］.护士进修杂志，2018，33（3）：222-224.

[55]沈如婷，李培，王新颖，等.电磁定位导航法在危重病人留置鼻肠管中的应用［J］.护理研究，2017，31（1）：110-112.

[56]沈如婷，叶向红，黄迎春，等.不同性别营养不良患者静息能量消耗实测值和预测值的比较［J］.现代仪器与医疗，2020，26（6）：57-61.

[57]宋巍，刘心娟，杨立新，等.中度重症急性胰腺炎患者早期经鼻胃管与经鼻空肠管肠内营养的疗效对比［J］.中华消化杂志，2021，41（4）：260-264.

[58]苏观富，易瑜华，杨依玲.肠内营养耐受性评估表在重症患者肠内营养中的应用［J］.中国医学创新，2018，15（35）：85-88.

[59]孙华，翁卫群，陈峰，等.腹内压监测在多器官功能障碍综合征防治中的意义［J］.中国危重病急救医学，2004（11）：687-688.

[60]孙建华，刘大为，王小亭，等.超声技术在重症护理领域中的应用进展［J］.中华护理杂志，2016，51（6）：729-732.

[61]孙建华，王小亭，张青，等.超声引导联合胃窦渐进式注水法在鼻肠管放置中的应用［J］.中华护理杂志，2017，52（12）：1418-1421.

[62]孙锦梅.胆汁回输的时效性护理研究［J］.解放军护理杂志，2001，21（4）：17-18.

［63］孙新，黄曼玲，杨忠明，等.通过梯度设计量化匀浆膳临床应用［J］.中国卫生标准管理，2016，7（15）：2-3.

［64］谭玲梅，许玉霞.颈段食道颈部造瘘胃管注食对鼻咽癌放疗后严重吞咽困难患者生活质量影响［J］.当代医学，2013，19（30）：129-130.

［65］王小亭，刘大为，于凯江，等.中国重症超声专家共识［J］.临床荟萃，2017，32（5）：369-383.

［66］吴白女，潘慧斌，黄培培，等.肠内营养并发胃潴留规范化处理流程对危重症患者喂养达标率的影响［J］.中华护理杂志，2018，53（12）：1458-1462.

［67］吴莉莉，顾娇，王蓓，等.慢重症护理研究进展［J］.现代临床护理，2018，17（7）：75-80.

［68］吴铁，张慧娟，鲁卫华，等.床边超声在危重患者胃容量监测中的应用价值［J］.中国急救医学，2020，40（6）：458-488.

［69］叶凯丽，陈晓青，杨建静，等.基于循证构建的床旁盲插鼻肠管护理方案在重型颅脑损伤患者中应用效果分析［J］.中国中西医结合急救杂志，2020，27（5）：595-598.

［70］叶向红，彭南海，江方正，等.重症急性胰腺炎合并腹腔高压患者早期肠内营养耐受性的管理［J］.中华护理杂志，2016，51（12）：1439-1442.

［71］叶向红，张君芳，刘炜，等.1例十二指肠瘘患者早期肠内营养耐受性的评估及管理［J］.中华护理杂志，2016，51（9）：1148-1150.

［72］叶向红，张锐，王慧君，等.合并腹腔高压重症患者肠内营养期间误吸预防的证据总结［J］.中国护理管理，2020，20（3）：328-334.

［73］尹万红，王小亭，刘大为，等.重症超声临床应用技术规范［J］.中华内科杂志，2018，57（6）：397-417.

［74］尤久红，魏琳，谭萍，等.减轻留置胃管操作所致患者不舒适的最佳证据总结［J］.中西医结合护理（中英文），2020，6（2）：1-7.

［75］游倩，胡雯，石磊.2019年《ESPEN家庭肠内营养指南》解读［J］.中国全科医学，2020（5）：505-510.

［76］于凤梅，石磊，李卡，等.自制匀浆膳与工业化肠内营养制剂营养素的对比研究［J］.中华临床营养杂志，2019，27（3）：173-178.

［77］张锦莲，张柳华，杨璐晖，等.金霉素眼膏对胃肠减压患者鼻咽舒适度的影响［J］.中国医学创新，2014，11（29）：91-93.

［78］张献娜，蒋朱明，吴河水，等 NRS2002 营养风险筛查暨 GLIM 第二步诊断营养不良（目前不用肌肉量理由）［J］.中华临床营养杂志，2020，28（1）：1-6.

［79］张莹，谷清，刘丽宏.重症监护病房患者鼻饲给药情况及合理性分析［J］.临床药物治疗杂志，2021，19（4）：58-62.

［80］张治梅，顾雪琴.胆汁回输在胆道手术患者中的应用和护理［J］.中国医药指南，2014，12（6）：221-221.

［81］郑冉冉.自体消化液回输联合肠内营养 50 例临床护理［J］.吉林医学，2012，33（18）：4014.

［82］郑伟，赵琴，徐珊玲，等.超声监测胃残留量在 ICU 患者经鼻胃管肠内营养中的应用［J］.中国实用护理杂志，2019（15）：1173-1175.

［83］中国老年医学学会营养与食品安全分会，中国循证医学中心，《中国循证医学杂志》编委会，等.老年吞咽障碍患者家庭营养管理中国专家共识（2018）精简版［J］.中国实用内科杂志，2018，38（10）：908-914.

［84］中国吞咽障碍康复评估与治疗专家共识组..中国吞咽障碍评估与治疗专家共识（2017 年版）第一部分评估篇［J］.中华物理医学与康复杂志，2017，39（12）：881-892.

［85］窦祖林，孙建琴.吞咽障碍膳食营养管理中国专家共识（2019 版）［J］.中华物理医学与康复杂志，2019，41（12）：881-888.

［86］中国卒中吞咽障碍与营养管理共识专家组，中国卒中学会，国家神经系统疾病临床医学研究中心，等.中国卒中吞咽障碍与营养管理手册［J］.中国卒中杂志，2019，14（11）：1153-1169.

［87］中华护理学会.中华护理学会关于发布《成人肠内营养支持的护理》等 10 项护理团体标准的公告［EB/OL］.（2021-02-01）［2021-05-01］.http://www.zhhlxh.org.cn/cnaWebcn/article/3217.

［88］中华医学会肠外肠内营养学分会，营养风险 - 不足 - 支持 - 结局 - 成本 / 效果多中心协作组，张献娜，等.营养风险筛查和全球（营养）领导人发起的营养不良诊断（GLIM）第二、三步流程（共识 2020）［J］.中华临床营养杂志，2020，28（4）：51.

［89］中华医学会肠外肠内营养学分会，中国医药教育协会加速康复外科专业委员会.加速康复外科围术期营养支持中国专家共识（2019 版）［J］.中华消化外科杂志，2019，18（10）：897-902.

［90］中华医学会肠外肠内营养学分会老年营养支持学组.中国老年患者肠外肠内营养应用指南（2020）［J］.中华老年医学杂志，2020，39（2）：119-136.

［91］周姝，吴茜，厉文宇，等.药物喷雾对留置鼻胆管患者口鼻咽喉舒适度及并发症的影响［J］.中华护理杂志，2015，50（4）：479-481.

［92］周松，王建宁，詹梦梅，等.不同胃残留量阈值设置对 ICU 行肠内营养患者影响的系统评价［J］.中华临床营养杂志，2018，26（1）：9-16.

［93］邹志英，彭南海，吴素梅，等.经皮内镜下胃肠造口术后患者的护理［J］.护理学杂志，2007，22（8）：42-43.

［94］Aubry E, Friedli N, Schuetz P, et al. Refeeding syndrome in the frail elderly population：Prevention, diagnosis and management［J］. Clinical and Experimental Gastroenterology, 2018, 11：255-264.

［95］Blaser A R, Starkopf J, Alhazzani W, et al. Early enteral nutrition in critically ill patients：ESICM clinical practice guidelines［J］. Intensive Care Medicine, 2017, 43（3）：380-398.

［96］da Silva J S V, Seres D S, Sabino K, et al. ASPEN consensus recommendations for refeeding syndrome［J］. Nutrition in Clinical Practice, 2020, 35（2）：178-195.

［97］Gefen A, Alves P, Ciprandi G, et al. Device-related pressure ulcers：SECURE prevention［J］. Journal of Wound Care, 2020, 29（2a）：S1-S52.

［98］Lobo D N, Gianotti L, Adiamah A, et al. Perioperative nutrition：Recommendations from the ESPEN expert group［J］. Clinical Nutrition, 2020, 39（11）：3211-3227.

［99］McKnight C L, Newberry C, Sarav M, et al. Refeeding syndrome in the critically ill：A literature review and clinician's guide［J］.Current Gastroenterology Reports, 2019, 21（11）：1-7.

［100］Ooijevaar R E, Terveer E M, Verspaget H W, et al. Clinical application and potential of fecal microbiota transplantation［J］. Annual Review of Medicine, 2019, 70：335-351.

［101］Reber E, Friedli N, Vasiloglou M F, et al. Management of refeeding syndrome in medical inpatients［J］. Journal of Clinical Medicine, 2019, 8（12）：2202.

［102］Sucu Dag G, Dicle A, Saka O, et al. Assessment of the Turkish version of the king's stool chart for evaluating stool output and diarrhea among patients receiving enteral nutrition［J］. Gastroenterol Nurs, 2015, 38（3）：218-225.

［103］Sun J J, Zhang Y S, Liu Y, et al. Factors related to antibiotic-associated diarrhea in patients in the intensive care unit receiving antifungals：asingle-center retrospective study［J］. J

Int Med Res , 2019 , 47（5）: 2067-2076.

［104］Tatsumi H. Enteral tolerance in critically ill patients［J］.Journal of Intensive Care, 2019, 7（1）: 1-10.

［105］Weimann A, Braga M, Carli F, et al. ESPEN practical guideline: Clinical nutrition in surgery［J］. Clinical Nutrition, 2021, 40（7）: 4745-4761.

［106］Wen Z J, Xie A L, Peng M Q, et al. Is discard better than return gastric residual aspirates: A systematic review and meta-analysis［J］. BMC Gastroenterology, 2019, 19（1）: 1-9.

［107］Whelan K, Judd P A, Preedy V R, et al. Covert assessment of concurrent and construct validity of a chart to characterize fecal output and diarrhea in patients receiving enteral nutrition［J］. JPEN J Parenter Enteral Nutr, 2008, 32（2）: 160-168.